BEAUTÉ | SANTÉ

107 recettes Cosmétiques

Des recettes faciles de produits cosmétiques biologiques à faire vous-mêmes avec les ingrédients de votre cuisine !

Table des matières

Avertissement

Le contenu que vous trouverez sur le site PerdreDuVentre.TV, MonAtelierSante.FR et dans ce livre vous est proposé à des fins strictement informatives. Consultez toujours un professionnel de santé compétent avant d'apporter des modifications à votre hygiène ou avant d'utiliser des soins qui peuvent interférer avec le fonctionnement de votre organisme. Demandez toujours l'avis de votre médecin ou d'un autre professionnel qualifié pour toute question portant sur un problème de santé. L'information qui apparaît sur notre site et dans ce livre ne doit en aucun cas remplacer les conseils, le diagnostic ou le traitement médical de professionnels. Consultez toujours le professionnel de la santé qualifié au sujet de vos questions de santé. Ne réfutez pas l'opinion d'un professionnel de la santé et ne tardez jamais à consulter si vous êtes interpelé par ce que vous avez lu sur notre site ou dans ce livre.

Préface

Diverses raisons me poussent à vous informer et à vous proposer des alternatives saines aux cosmétiques bourrés de produits chimiques qui encombrent vos salles de bains.

Tout d'abord, je dois dire que j'ai une authentique et indéfectible fascination pour la peau. Tous les types de peaux.

Je dois dire également que j'aime aider les gens à atteindre leurs objectifs, à se sentir bien et à être en bonne santé.

J'ai eu la chance de croiser des femmes admirables tout au long de ma vie. Ces femmes, leur façon de travailler leur image, les idées qu'elles avaient sur la beauté, tout cela m'a poussé à réfléchir au besoin d'amélioration, à cette soif de perfection qui les animait toutes.

C'est la naissance de ma fille qui a déclenché ma crise de conscience et m'a fait comprendre la nécessité d'offrir une alternative aux poisons vendus en grande surface.

J'ai fini par me renseigner énormément sur les produits cosmétiques et les composés chimiques que ma femme, mes amies et parfois moi-même utilisions pour nous donner le sentiment d'être beaux.

Au-delà des connaissances que j'ai accumulées et que je vais maintenant partager avec vous, je crois sincèrement que mon expertise me permet aujourd'hui de vous offrir des solutions.

Ce livre est dédié à ces nombreuses femmes, mes amies, mon amour, qui m'ont ému et ont façonné ma vie.

On „vend" la beauté aux filles comme un but ultime, une nécessité vitale. Les petites filles, devenues femmes, auront entendu cette petite musique tout au long de leur vie.

Pourtant, qui nous sommes ne se réduit pas à notre degré d'attraction.

Les jeunes filles doivent être en mesure de se concentrer sur ce qui se passe à l'intérieur de leur être et moins se préoccuper de leur apparence.

Pourtant, sans se soucier des dégâts psychologiques et sociologiques causés par cette exagération de l'importance de l'image, des industriels ont choisi de répondre à nos attentes en nous proposant des produits dits „de beauté".

De surcroît, ces mêmes industriels utilisent massivement des produits chimiques toxiques, qui vont contribuer à nous intoxiquer et nuire à notre environnement.

De nombreuses études scientifiques démontrent que les produits chimiques issus des cosmétiques se retrouvent un peu partout, et ce jusque dans les cordons ombilicaux des bébés à naître.

Doit-on rappeler les effets probablement néfastes des perturbateurs endocriniens contenus dans ces mêmes produits cosmétiques industriels ?

Inutile de dire qu'on connait pas précisément le degré de danger qu'entraine la prolifération de tous ces produits chimiques dans notre organisme et notre environnement.

Tâchons de ne pas l'oublier : Non seulement nous soumettons nos filles à un stress inutile avec cette obsession de la beauté, mais nous polluons également leurs corps avec ces produits toxiques.

Je crois fermement qu'il est nécessaire de discuter, d'échanger, d'informer, d'éduquer sur ce sujet sensible.

C'est là que j'interviens, que je peux être utile en proposant des alternatives saines aux familles, aux utilisatrices et utilisateurs de produits cosmétiques, en leur permettant de faire de vrais choix qui soient en accord avec leurs valeurs et celles de leurs proches.

Ce sont les meilleures recettes de soins et de cosmétiques beauté que j'ai sélectionné après des années de recherche et de nombreux essais et tests poussés que je publie dans ce livre.

Elles ont été sélectionnées par ma petite famille. Elles ont subi les „crash-tests" organisés par les membres-clé des deux communautés dont je suis l'animateur et le fondateur : MonAtelierSante.fr et PerdreDuVentre.tv.

Les recettes que vous allez découvrir ont survécu à cette sélection draconienne.

Voici ici réunies les meilleures recettes naturelles de cosmétiques maison que vous pourrez réaliser vous-même depuis votre cuisine.

Oscar Valdemara

Votre peau est votre maison

Notre peau est un organe incroyable. C'est le plus étendu en surface, il nous permet de tenir en un seul morceau et évite à nos entrailles de se répandre sur le sol, ce qui, convenons-en, manquerait singulièrement d'élégance !

Première ligne de défense contre les polluants et la maladie, la santé de notre peau est une priorité pour l'état général de notre santé. Bien qu'elle nous protège, notre peau absorbe également ce à quoi elle est exposée, comme par exemple les ingrédients toxiques qui composent les soins cutanés.

Voilà pourquoi avoir une peau saine est essentiel pour se sentir bien.

L'épiderme, la partie supérieur de la peau, est continuellement renouvelé par des cellules provenant de sa couche inférieure.

Ce processus est l'un des éléments-clés pour préserver l'apparence de la jeunesse à votre peau.

Malheureusement, en vieillissant, ce processus de renouvellement ralentit, sans cesser complètement.

On peut prolonger ce processus, en exfoliant quotidiennement notre épiderme avec un nettoyant de qualité. On améliore alors le renouvellement cellulaire, et donc la jeunesse de notre peau.

Malheureusement, nos emplois du temps surchargés font passer au second plan la question de la santé de la peau. Pourtant, des actions minimes, répétées chaque jour, ont un effet puissant sur l'hygiène des pores de notre peau.

Des pores propres et sains assurent la vitalité de nos peaux si fatiguées. Des soins adaptés permettent de conserver une peau en bonne santé bien plus longtemps et donc de ralentir les effets nocifs du processus de vieillissement.

Chercher un produit de soin pour sa peau est souvent synonyme d'une confrontation avec des marchands de poudre de perlimpinpin. Marchands avisés au discours affûté, ils ont compris comment nous attirer et nous conserver dans leurs filets...

Un conseil : Lisez la composition du produit que vous vous préparez à acheter sans jeter un seul regard au reste de l'emballage.

Pour lire rapidement et efficacement une étiquette de produit cosmétique du commerce, j'ai créé une liste des 2 995 ingrédients cosmétiques utilisés par les industriels, que j'ai classés par niveau de dangerosité :

RECEVEZ LA LISTE DES 2 995 INGRÉDIENTS COSMÉTIQUES CLASSÉS PAR NIVEAU DE DANGER

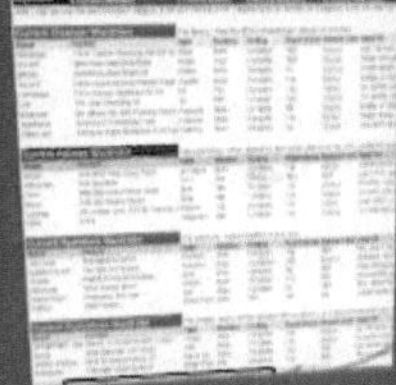

Apprenez à déchiffrer les étiquettes de vos produits de beauté :

RÉSULTATS CHOQUANTS !

<< Accès direct à la liste complète ici >>

LISTE DES 43 INGRÉDIENTS DU COMMERCE À ÉVITER ABSOLUMENT :

(lisez l'étiquette au dos de votre produit cosmétique du commerce)

Ou copiez-collez le lien suivant dans votre navigateur

http://monateliersante.fr/cosmetiques-danger/

Ce produit cosmétique que vous venez de saisir sur une étagère est le plus souvent saturé de produits chimiques qui vont faire vieillir prématurément votre peau ou accentuer ses problèmes plutôt que les résoudre.

Les réclames des magazines féminins mettent en avant des célébrités retouchées par ordinateur qui, curieusement, semblent avoir 10 ans de moins que leur âge... Quand ce n'est pas une gamine de 14 ans qu'on essaie de nous faire passer pour une mère de famille !

Ne croyez pas ces charlatans sur parole, détaillez les composants de leur produit et faites-vous une opinion fiable sur la base de cette information.

Je ne prétends pas qu'une saine hygiène de vie et des soins de peau à base de composants naturels vont permettre d'arrêter les dommages occasionnés par le temps. Nos rides d'expression et de vieillesse sont les signes extérieurs de nos expériences et font partie intégrante du processus naturel et inévitable que représente le vieillissement.

J'aime partager mes connaissances avec mes amies et mes clientes, pour les aider à fixer des objectifs réalistes afin de créer des routines, de forger des habitudes qui fonctionnent pour elles.

Mon plus grand espoir c'est que les informations et les recettes que vous trouverez dans ce livre vous donnent des conseils et des astuces pour remplacer vos séances chez l'esthéticienne ou vos achats en supermarchés des cosmétiques.

J'espère vous donner la capacité de recréer, sous une forme saine et naturelle, les produits de soin cosmétique dont vous avez l'habitude et vous aider à créer des habitudes plus saines.

Je veux vous permettre de recueillir enfin réellement les résultats esthétiques que vous recherchez depuis si longtemps.

Rappel

Avant de considérer qu'une recette de produits cosmétiques est bénéfique pour votre santé, consultez votre médecin. Si vous avez des doutes sur l'un des ingrédients utilisé dans votre recette, si vous êtes enceinte, ou si votre santé est fragile, il est indispensable de demander des conseils à votre médecin.

De même, pensez à nettoyer et stériliser vos outils et effectuer des tests d'allergie sur certaines parties de votre peau, puis sur différents types de peaux différentes afin de vous assurer de produire et d'utiliser des produits vous offrant un maximum de sécurité.

Les différents types de peau

Je vous engage à considérer votre peau comme un miroir qui reflète ce qui se passe à l'intérieur de votre corps et dans votre environnement. J'ai pu constater à de nombreuses reprises les nombreux bénéfices retirés de la connaissance précise de son type de peau.

Même si je considère la plupart des auto-évaluations suffisamment précises, je tiens à rappeler que le type de peau peut être amené à changer au fur et à mesure du vieillissement, parfois même en quelques mois seulement.

Certaines femmes auront un peau sèche pendant la plus grande partie de leur vie, puis observeront des zones grasses ici et là. D'autres, suite à un déménagement ou un changement d' environnement, vont passer d'une peau grasse à une peau sèche et irritable.

Etre consciente du fait que votre type de peau est susceptible de changer vous aidera à vous adapter lorsque ces changements arriveront. Votre peau peut parfois se révéler aussi imprévisible que la vie elle-même.

Mais connaître votre type de peau actuel vous permettra d'élaborer vous-même des produits de beauté qui fonctionnent aussi bien que possible pour vous.

Les Peaux Normales

Une peau «normale» n'est ni sèche, ni grasse. Les femmes ayant une peau qualifiée de «normale» devront simplement faire attention à leur environnement (comme la protection contre le soleil et la pollution de l'air) et se protéger du vieillissement. Même une peau «normale» connait des problèmes qui nécessitent une attention particulière. Je vois régulièrement des personnes ayant une peau normale utiliser des produits inadaptés à leurs besoins. Si vous avez une peau normale et quelques imperfections, ne vous jetez pas immédiatement sur un programme de soins anti-acné. Repérez les zones souffrant d' imperfections et traitez-les isolément jusqu'à ce que les imperfections disparaissent.

Je n'encourage l'utilisation de produits contenant des ingrédients actifs que lorsque c'est justifié : par exemple, une femme d'une vingtaine d'années avec une belle peau jeune n'a aucun besoin d'appliquer une crème antiride.

Elle n'a pas encore besoin de ce type d'ingrédients, de même qu'il ne faut pas prendre d'antibiotiques lorsque vous n'êtes pas malade : Non seulement le médicament n'a rien à combattre mais vous allez probablement développer une résistance à ses effets, le rendant inefficace.

Notre peau peut se comporter de la même façon. Si nous utilisons trop tôt des composés actifs, nous risquons de diminuer leur efficacité plus tard, lorsque nous en aurons effectivement besoin.

La meilleure stratégie, si vous avez une peau normale, est de développer des habitudes saines pour préserver la jeunesse de la peau, comme la protéger des dommages du soleil et du vieillissement et vous contenter de traiter uniquement les parties à problème (éruption cutanée, rougeur, sécheresse).

Les Peaux Sèches

Une peau sèche se manifeste par sa couleur rouge et sa texture rugueuse. Elle présente les symptômes suivants : elle est rêche au toucher, a tendance à tirailler, surtout après la toilette, pèle facilement, a tendance à réagir aux changements climatiques : chaud, froid, vent...

Cette peau manque de gras, ou plus précisément de sébum. Cette carence facilite l'évaporation de l'eau nécessaire à la bonne santé de votre peau. Une peau sèche a besoin d'être nourrie avant d'être hydratée. Méfiez-vous de ne pas confondre une peau sèche avec une peau momentanément déshydratée.

Avec l'âge, une peau sèche va se marquer de nombreuses petites rides fines.

De nombreux facteurs expliquent la sécheresse de votre peau : être exposé constamment à un faible taux d'humidité, un environnement climatisé ou encore le chauffage de votre habitation. Les produits chimiques de vos produits de beauté peuvent aussi être responsables de sa sécheresse.

Étant donné que nous sommes tous exposés à l'un ou à plusieurs de ces agents desséchants, nous tirerons tous un bénéfice à suivre les recommandations suivantes :

✓ Lavez-vous le visage à l'eau tiède (jamais à l'eau chaude),

✓ consommez régulièrement des aliments riches en oméga-3

(comme des graines de lin, des amandes ou des noix) et limitez les aliments déshydratants comme le café et l'alcool.

Certains produits de soins du commerce qui prétendent traiter la sècheresse de votre peau sont truffés de produits chimiques déshydratants sans aucun des composés qui pourraient les rendre efficaces.

C'est la raison qui explique pourquoi , même lorsqu'on applique une crème hydratante régulièrement, subsiste cette impression que notre peau n'est pas correctement hydratée. C'est parce que le produit qu'on utilise reste à la surface de notre peau sans pénétrer l'épiderme. Ou pire, parce que notre produit cosmétique contient des produits chimiques qui vont capter l'humidité sans hydrater l'épiderme.

Si vous souhaitez combattre la sécheresse de votre peau, passez aux ingrédients sains et naturels, riches en matières grasses et en eau et associez-les à des composés qui vont permettre de pénétrer votre épiderme profondément et y rester le plus longtemps possible.

Les Peaux Grasses

Une peau grasse ne l'est pas forcément tout le temps; les zones concernées sont localisées sur le centre du visage où on constate généralement des zones brillantes sur le nez, le front ou le menton.

Les personnes à peau grasse souffrent de pics de production de sébum (une sécrétion grasse produite par les glandes sébacées). Le sébum va s'agglomérer aux cellules mortes de votre peau, ce qui va boucher les pores de votre peau.

Des bactéries nuisibles qui vivent sur notre peau vont se développer excessivement dans ces pores bouchés. Garder des pores propres et bien fermés est une priorité pour permettre un bon fonctionnement de votre peau.

Le discours de l'industrie cosmétique qui recommande l'utilisation de produits non gras est maintenant bien rodé et semble logique.

Cependant, je vais vous confier un petit secret : ajouter du gras à votre peau grasse va permettre de d'arrêter la surproduction de sébum de votre peau. Mais il ne faut pas utiliser n'importe quel gras.

Je recommande l'utilisation d'huiles non-comédogènes (qui ne bouchent pas les pores de votre peau). Cette huile va favoriser l'équilibre de votre peau et maintenir une production de sébum à un niveau optimal.

Dans sa composition, l'huile de jojoba ressemble énormément au sébum produit par notre peau. C'est donc un ingrédient idéal pour rééquilibrer la production de gras de votre peau, l'aider à réguler sa production de sébum et garder des pores propres et bien fermés.

Je déconseille clairement les produits non gras, ils peuvent sembler une solution idéale pour les peaux grasses mais ils ont tendance à assécher la peau au fil du temps et entraîner une augmentation de la production de sébum.

Même si cela semble contraire à la logique, appliquer le gras adapté sur une peau grasse va réduire la production globale de sébum et permettre d'équilibrer à nouveau votre peau.

La bonne nouvelle pour ceux d'entre nous qui ont la peau grasse ? Elle vieillit plus lentement qu'une peau sèche !

Les Peaux mixtes

Une peau mixte peut être sèche sur les joues et grasse dans la zone «T» (front, nez et menton). Ce type de peau représente un défi car il cumule les problèmes des deux types de peaux précédents.

La plupart des femmes présentant une peau mixte ne savent pas comment en prendre soin. C'est vrai qu'il est difficile de connaître les produits qui leur conviennent le mieux.

Si vous avez la peau mixte, plusieurs possibilités existent.

Première possibilité : on utilise un soin spécialisé sur la zone où votre peau a un problème spécifique. On ne traite que la zone concernée et pas l'ensemble de la peau.

Autrement, on peut s'attaquer à la netteté et à l'ouverture de pores de la peau.

Une peau mixte résulte le plus souvent des suites d'un changement de climat ou d'un changement hormonal.

Il est très simple de retrouver son type de peau initial : des pores bien propres, un bon équilibre acide de la peau et de sa production de sébum accompagnés d'une bonne hydratation et le tour est joué. Retour au type de peau précédent, fin de l'étape peau mixte.

Néanmoins, certaines d'entre nous conservent leur vie durant une zone de sécheresse excessive ou une région plus grasse, le plus souvent dans la zone T.

Dans ces cas spécifiques, il suffit de nettoyer la peau en profondeur sur l'ensemble de l'épiderme en complément d'un traitement adapté à la zone à problème.

Une huile est capable d'hydrater les zones sèches en permettant aux zones grasses de retrouver leur équilibre : l'huile de jojoba.

C'est donc le choix d'ingrédient idéal pour les peaux mixtes. Je recommande également l'huile de carotte (riche en vitamine A) et l'huile d'églantier (riche en vitamine C).

Enfin, en choisissant une lotion tonifiante avec un pH adapté à votre peau, vous rétablissez son équilibre.

Les Agressions quotidiennes

20

Des fumées d'échappement aux microbes, notre peau est la proie d'attaques quotidiennes très variées. Prendre soin de sa peau et réduire son exposition à ces agressions tout en traitant et en soignant les dégâts est crucial pour rester en bonne santé.

Identifier et traiter les sources de dommages est vital pour protéger sa peau. C'est cette protection qui lui permettra de nous protéger en retour.

Produits chimiques contenus dans nos produits de beauté

Un français utilise en moyenne 4 produits de soins personnels chaque jour : ça peut être des déodorants, des dentifrices, des savons, des shampoings, des lotions... La liste est longue.

Ce comportement apparemment inoffensif nous expose à approximativement 70 produits chimiques différents par jour.

C'est un travail très lourd pour notre peau et notre corps d'absorber, d'assimiler et de traiter ces différentes molécules.

Changer vos habitudes et remplacer des produits que vous utilisez parfois depuis des années peut vous paraître un effort immense. Ce n'est pas le cas.

Remplacer tous vos produits de beauté chimiques par des produits naturels et sains est une excellente idée. Mais ce n'est pas impératif de le faire pour TOUS vos produits TOUT DE SUITE.

Commencez petit à petit, au fur et à mesure, lentement, et faites ce qui vous paraît le plus facile et le plus simple. Chaque suppression de produit chimique va améliorer la situation de votre corps.

Ne cherchez pas tout de suite la perfection, ne vous infligez pas une pression psychologique importante. Contentez-vous de prendre quelques mesures simples, limitées pour réduire un peu votre exposition aux produits chimiques.

Personnellement, je vous recommande de procéder comme je le

fais régulièrement avec des amis :

Nous répartissons en deux groupes distincts les produits qu'ils utilisent au quotidien.

Le premier groupe est constitué des „soins dont je peux me passer " et le deuxième des „soins indispensables".

Vous allez être surpris de voir le nombre de soins utilisés au quotidien dont vous pouvez vous passer ! Remplacez-les par l' une des recettes naturelles de ce livre et le tour est joué.

Pour améliorer les résultats, je vous conseille de commencer avec les produits cosmétiques auxquels vous vous exposez le plus : sels de bain, crèmes pour le corps. Plus tard, continuez avec les produits qui ne concernent qu'une petite surface de votre peau.

Les Soins des pieds

Nos pauvres pieds sont en première ligne des combats qui rythment nos vies trépidantes. Ils nous soutiennent tout au long de la journée, chaque jour de l'année et nous les récompensons en les coinçant dans des bottes en plastique l'hiver et les étouffant sous la poussière du chemin l'été.

Prendre soin de vos petits petons vous permet de voyager loin et de détendre l'ensemble de votre corps.

Au spa, je commence presque toujours par un bain de pied. C'est incroyable de voir à quel point on se détend entièrement, littéralement de la tête aux pieds quand on fait tout bêtement „tremper" ses pieds.

Quelle que soit votre destination, souvenez-vous que ce sont vos pieds qui vont vous y mener. La prochaine fois que vous vous sentirez fatigué ou surmené, commencez par détendre vos pieds. Résultat assuré !

Pour vous détendre plus rapidement, je vous recommande d'essayer le Bain de Pied au Thé Vert suivi d'un gommage Beurre pour les Pieds au Coco, Cacao et Tamanu.

Une Alimentation inadaptée

Notre alimentation affecte notre peau, comme le reste de notre corps. Nous devons éviter les aliments qui représentent un fardeau pour le bon fonctionnement de nos organes.

L'alcool, la caféine, le sucre, la farine blanche raffinée ainsi que les aliments transformés comme les plats préparés ou les menus des fast-food, vont systématiquement déshydrater votre peau.

C'est la variété dans l'alimentation qui permet de fournir les nutriments nécessaires à la santé de vos cheveux et de votre peau.

Recherchez en priorité les aliments de couleur vert foncé, les légumes à feuilles, les fruits mais aussi les noix, amandes, graines de tournesol, graines de lin, graines de chia, mais aussi les tisanes et les céréales complètes dans vos menus.

Évitez autant que possible les aliments transformés et mangez-les sous leur forme brute, c'est la recette de la santé.

Pour plus d'information à ce sujet, je recommande la lecture du livre <u>Alimentation Santé: CRU, 87 recettes délicieuses et saines</u> de <u>Oscar Valdemara</u>

Ne me faites pas dire ce que je n'ai pas dit.

Je sais que la vie est trop courte pour supprimer toutes les „petites joies", ces petits moments de relâchement pas forcément bons pour nous ou notre santé mais qui nous apportent un petit peu de bonheur.

Mais mon travail est de vous informer, vous donner des solutions de remplacement pour certains poisons qui font partie de votre vie. Cela ne veux pas dire tout arrêter ou tout supprimer. Dans mon cas, j'essaie de faire au mieux pour mon corps et ma santé dans plus de 80% des cas. Le reste du temps ou des situations, je me fais plaisir, sans culpabilité.

À vous de trouver la proportion qui fonctionne le mieux pour vous.

Les Exfoliants

Exfolier est bénéfique; se débarrasser des cellules mortes et des impuretés qui s'accumulent à la surface de notre peau nous permet de retrouver un nouvel épiderme tout neuf.

Pourtant, certains exfoliants du commerce sont la cause de micro-abrasions qui endommagent votre peau. Évitez d'utiliser les produits à base de noyaux d'abricots ou de coques de noix et tous leurs semblables. Peu importe à quel point ils auront été finement broyés : leurs bords restent tranchants et irritent la peau.

À l'inverse, le sucre ou le sel se dissout et fond, diminue de taille au fur et à mesure du soin, s'adaptant harmonieusement aux besoins de votre peau : grossier au départ avec la crasse épaisse, puis de plus en plus fin pour aller chercher les particules d'impuretés plus petites .

Enfant, j'utilisais les noyaux d'abricots pour faire des dessins sur les trottoirs des grand-rues. Ces noyaux étaient si durs qu'ils ne semblaient jamais s'user. Ils font de même lorsque vous les utilisez pour exfolier votre peau, ils l'irritent sans fin... Sans jamais s'adoucir.

Pour trouver de bons produits exfoliants, choisissez des ingrédients solubles dans l'eau, avec des bords doux et ronds, qui vont absorber les cellules mortes de votre peau.

Le lait de brebis et le vinaigre de cidre sont deux ingrédients qui permettent d'évacuer les cellules mortes de votre peau sans causer de dommages.

Si la sensation de propreté qui suit les bains et les douches réalisés avec des produits détergents vous manque, ajoutez du sel et du sucre à votre soin exfoliant : Cela remplacera la légère irritation toxique créé par le détergent à laquelle vous vous êtes habitués depuis votre plus jeune âge.

Pour le visage, j'utilise exclusivement des exfoliants doux, comme la farine d'amande, la farine de quinoa et les graines de tourne-sol. Je vous recommande les recettes de <u>Nettoyant Quinoa</u> ou de <u>Nettoyant Détox</u> qui vont nourrir votre peau avec des acides gras essentiels, en complément de leur action de nettoyage.

L'exposition au soleil

Les preuves scientifiques s'accumulent à propos du rôle désastreux que jouent les Ultra Violets de la lumière du soleil dans les lésions cutanées. Les crèmes solaires semblent une solution évidente pour protéger votre peau de ces rayons nocifs et préserver la jeunesse de votre teint. Mais la composition des crèmes solaires est l'un des plus grands scandales du point de vue de l'utilisation de produits chimiques toxiques.

La bonnes nouvelle ? Des marques responsables proposent des crèmes solaires à la composition naturelle et saine.

Personnellement, lorsque je sais que je vais m'exposer au soleil pendant une longue période, j'utilise une crème solaire sans produit chimique toxique et je pratique ce que j'appelle «l'évitement».

Je me revêt de grosses lunettes de soleil, d'un grand chapeau à bords longs et de vêtements fins qui vont recouvrir la peau des bras et des jambes. Chaque fois que c'est possible, je reste à l'abri du soleil, à l'ombre.

Les Bactéries

Pensez à toujours traiter votre peau avec beaucoup de douceur. N'extirpez pas vos points noirs ou boutons d'acné à la main, ne vous maquillez pas avec des brosses à maquillage d'une propreté douteuse. Préservez autant que possible votre visage du contact avec les bactéries, ce qui signifie d'éviter de toucher son visage avec les doigts !

Extraire soi-même des comédons et ses points noirs va traumatiser votre peau, faire éclater vos capillaires et même causer des cicatrices, sans oublier que cela permet aux bactéries d'entrer et de se propager dans votre organisme.

Il existe d'autres causes de lésions cutanées. On va noter le port de casquettes, bandeaux, chapeaux mais également l'utilisation des téléphones portables et tous les objets exposés à d'innombrables micro-organismes, comme les claviers d'ordinateur.

Il suffit de petits ajustements dans vos habitudes, comme le fait d'utiliser un kit main-libre avec votre téléphone portable, ou de nettoyer régulièrement votre téléphone, ou de laisser le soin à une esthéticienne d'éclater vos boutons plutôt que de le faire vous-même va permettre d'empêcher les bactéries de coloniser votre peau et votre organisme.

Si vous avez la peau grasse ou des pics d'activité dans la production de sébum, c'est une bonne idée de changer votre taie d'oreiller plus souvent, de nouer vos cheveux pour les éloigner de votre visage et d'éviter autant que possible les foulards, chapeaux et autres bandeaux, surtout si vous avez déjà constaté que vous réagissiez sous les zones recouvertes par ces derniers.

Je suis un jogger régulier, qui se protège de la pluie et du soleil à l'aide d'une casquette de tennis. À l'endroit exact où la casquette touche mon front, les boutons, irritations et autres signes de peau maltraitée se multiplient. Mais j'ai „besoin" de cette fichue casquette pour courir dans de bonnes conditions !

Si vous ne pouvez pas vous débarrasser de la cause des réactions cutanées, assurez-vous de nettoyer la peau et l'objet concerné avant et après chaque utilisation. Des soins quotidiens et une réflexion sur les actions à mettre en place pour corriger vos erreurs vous aidera à maintenir une peau saine et surtout, à la préserver des mauvaises bactéries.

Le stress

L'aspect de votre peau dépend largement de la qualité de votre sommeil et de votre niveau de stress. Même si on peut considérer extrêmement difficile de se tenir éloigné des sources de stress que représentent le travail, les contraintes domestiques et plus largement les échanges avec notre entourage, il existe des techniques simples pour ménager des moments de calme dans votre journée.

Commencez par respirer : Cette simple opération va améliorer énormément votre ressenti en cas de stress. Je vous encourage à commencer et terminer vos journée par trois respirations profondes. Tout le monde peut mettre en place cette routine au quotidien et améliorer l'équilibre de sa journée. Les exercices de respiration sont la porte d'entrée de toutes les techniques de relaxation et bien évidemment, de la méditation.

Bien allongé dans votre lit, placez une main sur votre ventre. Pendant que vous respirez, sentez votre ventre se gonfler quand vous inspirez et se dégonfler quand vous expirez. Recommencez.

Certains d'entre nous accompagnent leurs exercices de pensées agréables ou d'une phrase qu'ils aiment répéter. Vous pouvez aussi répéter ces exercices de respiration en milieu de journée ou lors de pics de stress.

L'aromathérapie est une alliée précieuse lorsqu'il s'agit d'apaiser les tensions. Par exemple l'odeur de la fleur d'oranger (ou néroli) diminue l'anxiété et l'odeur de lavande réduit l'excitation liée au stress. L'utilisation de l'aromathérapie peut avoir un énorme impact sur votre humeur.

Certaines de mes recettes contiennent des huiles essentielles et des hydrolats (eaux florales), qui procurent de nombreux avantages thérapeutiques en même temps qu'elles vous aident à prendre soin de votre peau.

Mais l'aromathérapie peut être très simple : imbibez un mouchoir d'un peu d'huile essentielle et oubliez-le dans votre sac à main dans un sac étanche. Il vous suffira alors de le sortir quand vous aurez besoin de vous détendre.

Quand mes enfants étaient encore à l'école, je leur avais confectionné des" bons copains „. Des petits kits contenant différents mélanges d'huiles essentielles qu'ils leur suffisaient d'ouvrir quand ils avaient besoin de se détendre, comme par exemple lors d'un examen.

Ces kits sont rapidement devenus si populaires que notre entourage a demandé à les utiliser, y compris les enseignants de mes enfants. J'ai également utilisé de la fleur d'oranger pulvérisée. Chaque fois que l'un de mes enfants était grincheux, je vaporisais un peu d'eau de rose directement sur ses cheveux. S'ils étaient anxieux, j'allais chercher la fleur d'oranger.

Aujourd'hui encore, tout ce que j'ai à faire c'est de pulvériser quelques gouttes dans la même pièce que mes enfants pour voir leur humeur changer en quelques minutes.

Bien Nourrir sa peau

Votre régime alimentaire influe sur votre niveau d'énergie et par extension, sur la santé de votre peau.

C'est la raison pour laquelle je vous encourage tous à boire plus d'eau et à manger des fruits et légumes riches en acides gras essentiels en grande quantité.

Quand je discute avec des amis ou des clients, je commence par leur demander de me décrire leur alimentation habituelle. Je m'intéresse ensuite aux aliments malsains pour la peau dont ils ne peuvent pas se passer.

Je leur présente ensuite les aliments bénéfiques pour la santé et pour la peau, comme les légumes verts et riches en oméga-3 mais aussi les aliments contre-indiqués pour la santé de la peau.

Certains vont me dire: «Je ne peux me passer de mon café, mais je peux envisager d'avoir une bouteille d'eau avec moi tout au long de la journée et d'en boire régulièrement une gorgée.“

Souvenez-vous, ce sont toujours les petits changements qui font une grande différence au final.

Je vous encourage à intégrer vous aussi ces petits changements petit à petit à votre vie. Par exemple, remplacez vos tasses de café par deux verres d'eau tous les jours; éliminez deux desserts par semaine et remplacez-les par une salade de chou ou un smoothie aux graines de lin ou aux épinards.

Le changement peut être difficile et ce n'est pas nécessaire de vous forcer à en faire trop à la fois. Intégrer les changements petit à petit, lentement, au fil du temps est généralement plus naturel et plus facile pour la plupart d'entre nous.

D'expérience, à chaque fois que vous ajoutez un aliment sain supplémentaire à votre diète, vous améliorez votre appétit pour cette nourriture saine et nourrissante. Évidemment, cela rend le changement de plus en plus facile.

En conclusion, pour améliorer la santé de votre peau, commencez par considérer votre régime alimentaire habituel et apportez-lui quelques modifications infimes, comme le fait d'intégrer des aliments sains et beaucoup d'eau. Éliminez petit à petit les produits malsains.

Le Régime Idéal Pour Votre Peau

Une peau saine est le résultat d'un mariage réussit entre des habitudes saines et votre génétique. Avant de partager avec vous des recettes étonnantes qui vont vous permettre de traiter un grand nombre de problèmes de peau, je veux d'abord partager mes recommandations pour une hygiène quotidienne avec vous.

La persistance est essentielle en matière de santé de la peau. On peut prendre l'exemple de l'hygiène dentaire: au départ, c'est très difficile, voire impossible, d'intégrer l'hygiène bucco-dentaire au quotidien (pensez à vos enfants !).

Cependant, une fois que c'est fait, pratiquer le brossage au quotidien se fait sans effort.

Les soins de peau sont logés à la même enseigne. Vous n'allez probablement pas intégrer tous les soins de peau que je vais vous recommander dès le premier jour. Vous allez les ajouter, petit à petit, au fil du temps, à votre routine quotidienne.

Ainsi, vous n'aurez pas l'impression de produire un effort et allez en recueillir des résultats au final.

Comme pour tout mariage, il faut un peu de temps pour que le quotidien ne soit plus un effort.

Ayez conscience, lorsque vous ajoutez une nouvelle routine à votre quotidien, que cela peut prendre entre 20 et 60 jours pour transformer cette routine en habitude et d'en constater les résultats.

Les Nettoyants

Vous obtiendrez le meilleur résultat en nettoyant votre visage matin et soir. Étalez le produit sur une peau chaude et humide en utilisant le majeur et l'annulaire et en effectuant des mouvements circulaires.

Astuce: lavez votre visage à partant du bas et en remontant vers le haut. Cela permet de lutter contre la gravité et de stimuler le flux sanguin de votre épiderme en activant sa circulation vers les cellules de votre peau.

Lorsque vous prenez soin de votre visage, pensez à vous occuper de votre cou ! Utilisez de l'eau tiède, jamais chaude.

Les Lotions Toniques

Au tout début de ma pratique, j'ai découvert que certaines de mes clientes essayaient de gagner du temps et de l'argent en éliminant leur lotion tonique. À l'époque, je les encourageais même à le faire.

Je voudrais retrouver chacune de ces personnes pour leur faire savoir que je me trompais. La Lotion Tonique peut paraître inutile, mais je peux vous certifier que c'est faux.

Une Lotion Tonique va vous permettre de resserrer les pores de votre peau et la préparer pour sa journée. Elle va rééquilibrer le niveau de pH de votre peau et la débarrasser des saletés que l'environnement a laissé sur votre épiderme.

Vous obtiendrez de meilleurs résultats en utilisant votre Lotion Tonique matin et soir après le nettoyage.

Une Lotion Tonique est très facile à réaliser, c'est probablement le meilleur choix pour commencer à faire vous-même vos cosmétiques.

Les Sérums

Pensez aux sérums comme à des solutions pour résoudre des problèmes.

Les sérums sont recommandés pour cibler des problèmes de peau comme l'acné, les rides ou une peau dénutrie. Un sérum doit être appliqué deux fois par jour, après le nettoyage de votre peau et avant votre crème hydratante.

Laissez agir vos sérums quelques instants sur votre peau avant d'appliquer votre crème hydratante. N'ajoutez pas un sérum à votre routine quotidienne si ce n'est pas nécessaire.

Utiliser un sérum sans nécessité signifie une perte d'argent mais l'inconvénient réside surtout dans la diminution du potentiel actif du sérum en question. En effet, si vous utilisez aujourd'hui un principe actif qui n'est pas indispensable, sa capacité à vous soigner plus tard pourrait s'en trouver altérée.

Crème hydratante

Hydrater votre peau est essentiel si vous voulez qu'elle conserve l'apparence de la jeunesse. Vous avez besoin d'un hydratant réussissant à associer les lipides et l'eau, deux composants qui ne se mélangent pas sans difficulté.

Offrir cet équilibre permet de réparer les dégâts cellulaires, autorise une meilleure pénétration transdermique et maintient au bon niveau les éléments nutritifs essentiels de votre peau.

Tous les types de peau ont besoin de liquide et de gras, ce qui signifie que même les femmes ayant une peau à tendance grasse peuvent manquer de lipides.

Si vous omettez d'inclure les lipides à une crème hydratante destinée à une personne ayant la peau grasse, vous pouvez faire empirer la situation.

Quel que soit le problème de peau que vous rencontrez, les huiles peuvent vous apporter une hydratation adaptée en profondeur. Les crèmes hydratantes sont obligatoires dans votre routine quotidienne.

Petit conseil : Pour obtenir un meilleur résultat, utilisez vos crèmes hydratantes matin et soir après votre tonique ou votre sérum.

Masques de soins

Un masque de soin, c'est l'équivalent du rafraîchissement d'un appartement : papier-peint peinture, électricité aux normes .. Des gros travaux. Un masque est un soin puissant pour votre peau.

Malheureusement, nous ne prenons pas le temps de nous faire un masque. Nos emplois du temps surchargés nous permettent de le faire de façon exceptionnelle, à peu près une fois l'an.

Voila une astuce pour faciliter l'ajout du masque de soin à votre emploi du temps.

Commençons par rectifier la vérité : On ne laisse pas son masque sécher à même la peau... Non, ce n'est pas recommandé. C'est pourquoi la douche est un endroit privilégié pour appliquer vos masques de soin.

En appliquant un masque sous la douche, la vapeur d'eau chaude contribue à extraire les toxines et les impuretés des pores de votre peau et facilite l'assimilation des ingrédients actifs.

La chaleur humide renforce les effets de votre masque et le rendent plus efficace.

Les Brumisateurs et le Sauna facial

Utiliser un brumisateur toute les semaines va dilater les pores de votre peau et permettre de mieux les nettoyer. Il va aussi favoriser la pénétration profonde des principes actifs que vous aurez inclus à votre soin dans votre épiderme.

La vapeur chaude va augmenter l'afflux sanguin vers l'épiderme, ce qui fourni plus d'oxygène aux cellules de votre peau. La vapeur accélère aussi la transpiration et contribue à éliminer les peaux mortes et autres impuretés.

Inclure des principes actifs à votre sauna facial permet de traiter certains problèmes de peau ou tout simplement d'offrir un excellent nettoyage.

Conseils Pour Des Cheveux Sains

Utilisez de préférence un peigne à dents larges plutôt qu'une brosse. Attendez d'avoir les cheveux secs avant de les peigner ou de les brosser, sauf si vous appliquez un traitement.

Évitez la chaleur, qu'elle provienne d'un fer à friser, de bigoudis ou d'un sèche-cheveux. La chaleur abîme vos cheveux. Trouvez des alternatives sans chaleur, elles existent.

Peignez vos cheveux des extrémités vers le haut de la tête, en remontant progressivement le mouvement vers la racine de vos cheveux.

Si vous devez faire une queue de cheval ou des couettes, ne serrez pas. Évitez les élastiques qui vont serrer le cheveu et le casser.

Protégez vos cheveux des intempéries en portant un foulard, un bandeau, une casquette ou un chapeau. Choisissez de préférence des matières nobles comme la soie, le coton ou le satin pour votre couvre-chef.

Coupez vos cheveux régulièrement, par exemple toutes les six semaines, pour les maintenir en bonne santé et stimuler la repousse de cheveux encore plus denses.

Lavez vos cheveux moins souvent et utilisez de préférence de l'eau tiède. Éviter l'eau chaude.

Ne frottez jamais vos cheveux. C'est encore plus vrai lorsque vos cheveux sont mouillés et donc encore plus fragiles. Épongez-les avec une serviette ou, mieux, un t-shirt en coton.

Privilégiez une alimentation riche en éléments nutritifs qui va rendre magnifique votre peau et vos cheveux.

Appliquez vos shampooing et vos soins directement sur le cuir chevelu, puis massez-le avec des petits mouvements circulaires pour augmenter le flux sanguin. Ne frottez pas. Jamais.

Pressez délicatement vos cheveux pour éliminer l'excès d'eau avant d'appliquer vos soins.

Appliquez vos soins à l'aide d'un peigne à dents larges.

Nettoyez vos peignes très régulièrement. C'est encore plus facile quand ils ne sont pratiquement plus encombrés par les cheveux cassés par des brossages trop énergiques.

Les Produits Cosmétiques : Cinq Bonnes Raisons Pour les Faire Soi-même

On imagine difficilement le nombre de produits chimiques toxiques que contiennent nos produits de beauté.

Lorsqu'on vous présente un joli tube étiqueté „beurre corporel biologique à l'avoine, au miel et à la lavande", vous allez imaginer un produit sain, bénéfique pour votre peau...

Grossière erreur.

Les étiquettes de ces produits ne sont que le reflet de ce qu'on veut vous faire croire.

Qui nous trompe ? L'entreprise, la société, la marque de produits qui cherche à tout prix à nous vendre son produit.

Lorsque, dans le plus grand des hasards, on s'attarde sur l'étiquette obligatoire au dos de ce produit, on s'aperçoit vite de la supercherie. L'apparence et l'affichage soi-disant 100% naturel et biologique est très loin de refléter la réalité.

Versez dans un petit verre la liste des ingrédients de cette étiquette : êtes-vous assez courageux pour boire ce petit verre ?

En reprenant le contrôle de la composition de nos produits de beauté, on va pouvoir remplacer ces produits toxiques par des ingrédients qui seront bénéfiques pour la bonne santé de notre peau et plus généralement de notre santé.

1. Vous allez faire des économies

Entrez dans n'importe quel magasin d'une enseigne de distribution de produits de beauté. Vous allez y trouver des produits de gommage dits «de luxe» à des prix qui vont varier entre 30 et 50 euros pour arriver parfois jusqu'à plus de 70 euros pour certaines marques réputées.

Malgré leur bonne réputation, la plupart de ces soins de gommage contiennent de longues listes de produits chimiques toxiques, qui peuvent occasionner de grands dommages à votre peau.

Les recettes de gommage que vous allez trouver dans ce livre ne contiennent que des ingrédients qui se trouvent probablement déjà dans votre cuisine ou dans votre épicerie de quartier. Inutile de dire que vous pourrez également vous en servir pour cuisiner.

Si vous prenez l'exemple de l'huile d'avocat utilisée dans mes soins corporels : je suis prête à parier que vous allez aussi l'utiliser dans vos salades.

Mais ce n'est pas tout : si vous ajoutez du marc de café et un peu de sel de mer à cette huile d'avocat... Vous venez de composer un anticellulite puissant qui vous fera économiser beaucoup d'argent et qui ne prend que quelques minutes à préparer.

2. Vous Assurer de la Qualité de vos Soins Cosmétiques

Vous préférez une sauce tomate cuisinée à partir de fruits frais muris au soleil ou à partir d'une boîte de concentré ? Des biscuits secs achetés en magasin ou ceux que vous venez de faire de vos mains, encore chauds, tout juste sortis du four ?

Le même principe s'applique aux produits de soins de peau. Un produit industriel peut se vanter d'utiliser certains ingrédients sur son emballage mais il est quasiment impossible de savoir quelle est la qualité réelle des composants utilisés.

Pour le même intitulé, posez-vous la question : S'agit-il d'un extrait frais, biologique et de grande qualité? Ou un résidu sec, stocké depuis des années au fond d'une usine hors d'âge et acheminé à bas coût depuis l'autre bout du monde ?

Et même si c'est un ingrédient de qualité, rien ne vous indique la quantité effectivement contenue dans le produit que vous vous préparez à acheter.

Faire vos cosmétiques vous -mêmes vous assure de connaitre précisément quelle quantité et la qualité exacte des ingrédients utilisés.

3. Vous Connaîtrez Exactement Leur Potentiel d'Efficacité

Lorsqu'un produit passe des mois sur l'étagère surchauffée d'un magasin, il perd inévitablement en efficacité.

En créant vos propres produits, vous choisissez la date de fabrication et connaissez précisément la date de péremption d'une composition. De plus, vous savez à quel point votre produit est frais et par conséquent, efficace.

4. Vous Protégez l'Environnement.

Tous les produits cosmétiques industriels produits en masse contribuent au niveau de pollution global car ils utilisent des produits chimiques pour leur fabrication et nécessitent du plastique et des cartons luxueux lors de leur emballage.

Évidemment, la plupart de ces emballages finissent aux ordures, ainsi qu›une partie des produits chimiques utilisés.

Le reste des ingrédients malsains de ce produit cosmétique finira dans la nature, évacué avec les eaux usés de nos salles de bains.

C›est ce que j›appelle la «triple peine» : les produits chimiques polluent l›environnement, lors de leur fabrication, polluent nos organismes lors de notre utilisation et enfin, polluent notre environnement en s›écoulant dans nos canalisations.

5. Vous Faites De Merveilleux Cadeaux

Quand mes enfants étaient encore scolarisées, on adorait préparer des sels de bain et des produits de gommage pour leurs petites camarades, les mamans de leurs amis et les enseignants.

Aujourd'hui encore, j'adore préparer des produits spécifiques en pensant à son utilisatrice (ou utilisateur !) et à la joie qu'elle/il aura lorsque je lui offrirais son petit cadeau avec toute mon affection...

L'intention compte, mais quel cadeau peut avoir plus de valeur que celui qui soigne, grâce à des produits naturels et sains ? Et quelle meilleure preuve d'affection que d'avoir prit le temps de préparer ce soin, cette crème, pour elle ou pour lui...

Le Stockage et la Préparation

Certaines personnes pensent que des produits naturels vont peut-être ne pas être aussi efficaces que des préparation industrielles.

Rien n'est moins vrai : formulée correctement, une composition naturelle sera incroyablement efficace. La puissante générosité de la nature nous offre une large gamme d'ingrédients bénéfiques pour notre peau.

Le plus souvent nous ne pensons pas à la possibilité d'utiliser nos aliments, ceux qui se trouvent dans notre cuisine pour les utiliser sur notre peau et nos cheveux.

L'huile d'olive, par exemple, peut être utilisée directement, à la sortie de la bouteille, comme démaquillant ou hydratant. De même, des flocons d'avoine additionnés de morceaux de fraise constituent un excellent nettoyant vitaminé, qui se révèle doux pour votre peau.

Ce qui me plaît le plus dans la création de produits de beauté naturels faits maison, c'est à quel point c'est facile de les préparer.

Vous pouvez vous lancer dans la préparation de masques somptueux, de bains pour les pieds et de beurres corporels tout simplement en utilisant les ingrédients qui se trouvent déjà dans votre cuisine.

C'est si simple que vous pouvez même produire vos produits cosmétiques naturels depuis pratiquement n'importe quel endroit, y compris une chambre d'hôtel. Lorsque je voyage et que j'oublie un produit ou que je me retrouve à court d'un de mes soins habituels, il me suffit de faire un saut jusqu'au buffet du petit déjeuner pour trouver à peu près tout ce dont j'ai besoin.

Par exemple, un des masques que j'utilise lorsque je voyage contient de la farine d'avoine, des bananes, du café et un peu de yaourt. Je n'ai qu'à collecter les ingrédients et préparer mon masque dans ma chambre.

Ce masque est idéal pour lutter contre le stress du voyage, la déshydratation qu'occasionne la climatisation des aéroports et des hôtels et il vient rapidement à bout des cernes et des yeux bouffis causés par la fatigue du voyage.

J'apprécie réellement d'utiliser des ingrédients frais et simples lorsque je prépare mes cosmétiques maison. C'est facile et peu coûteux à fabriquer, que ce soit pour les utiliser soi-même ou pour les offrir en cadeaux.

Quand mes enfants étaient petits, je cherchais toujours des idées d'activités créatives. Organiser des soirées de production de cosmétiques maison est devenu l'activité préférée des amis de mes enfants et ils adoraient venir à la maison pour faire des préparations.

Après avoir préparé eux-mêmes leur pizza (premier atelier créatif), ils se lançaient dans la fabrication de leurs propres soins de peau avec une foule d'ingrédients qui ressemblaient à une liste à la Prévert (avocat, lait caillé, argile et ainsi de suite).

Enfin, on appliquait tous nos masques ... Éclats de rire garantis.

Ce chapitre va proposer une liste d'outils nécessaires et certains de mes ingrédients naturels favoris pour permettre à votre peau de guérir et de se transformer.

Vous trouverez la plupart des ingrédients chez votre épicier mais certains produits comme les argiles ou les huiles sont plutôt accessibles sur des boutiques en ligne ou des magasins spécialisés.

Ne vous affolez pas, il n'est pas nécessaire de posséder l'intégralité des ingrédients de la liste : des remplacements peuvent être effectués, comme par exemple remplacer du lait de brebis par du lait de soja.

Les Outils

53

Dans cette section, je répertorie les outils de cuisine qui me semblent utiles pour fabriquer mes soins maison. La liste vous paraîtra peut-être longue, souvenez-vous que la plupart des recettes que je vous présente dans ce livre peut être préparée avec ce qui se trouve déjà dans vos placards : des bols, des cuillères et des récipients en verre.

Si vous n'avez pas les ustensiles que je présente à disposition, ne les achetez pas. Essayez plutôt de vous en passer. Ne vous précipitez pas pour les acheter avant d'avoir essayés sans eux.

Ustensiles

Tous les ustensiles utilisés pour la cuisine peuvent être recyclés pour vos soins de peau, si on excepte ceux impliqués dans les fabrications incluant de la cire d'abeille. Car même si la cire d'abeille est un merveilleux ingrédient à intégrer à vos beurres corporels et vos baumes à lèvre, il est difficile de l'éliminer complètement de vos ustensiles de cuisine.

Si vous utilisez de la cire d'abeille dans vos recettes, réservez simplement certains ustensiles à leur exclusive préparation.

Ustensiles de Base

Bols

Sac à **lait** végétal **ou petite passoire**

Râpe

Verre Mesureur

Casseroles

Spatules

Cuillères

Lorsque vous réalisez vous-mêmes vos propres produits, assurez-vous d'utiliser des ustensiles non poreux, si possible en acier inoxydable. Les ustensiles en bois sont poreux, ils auront tendance à «retenir» des contaminants comme la moisissure, les bactéries et les champignons, qui vont ensuite potentiellement contaminer vos produits cosmétiques.

Pour fabriquer mes soins et mes produits cosmétiques maison, je préfère le verre, l'émail ou l'acier inoxydable à leurs équivalents en plastique. La raison est essentiellement due à la qualité de conservation qu'apportent ces matériaux.

Quelques recettes incluent des infusions, ce qui implique de faire tremper des herbes ou du thé. Un sac à lait végétal ou une petite passoire vous permet de réaliser facilement ces infusions et d'ajouter simplement des éléments nutritifs à vos produits soins de la peau.

Quelquefois les ingrédients doivent être râpés et une râpe sera donc utile. Le verre mesureur permettra de quantifier précisément vos ingrédients pour éviter de gaspiller des ingrédients.

Outils Utilisés Régulièrement

Entonnoirs

Fouet ou robot ménager

Barquettes en verre

Mixeur ou moulin à café

Gants chirurgicaux sans latex

Le mixeur ou le moulin à café va permettre de réduire en poudre des ingrédients, comme les fraises et les avocats, qui forment des morceaux trop gros lorsqu'on les hache à la main.

Du fait des petites quantités nécessitées par les recettes présentées dans ce livre, un mixeur de taille classique sera probablement trop grand. Utilisez plutôt un mixeur pour la préparation de repas de bébé, ils ont la taille idéale. Un fouet sera utile quand on utilisera un blanc d'œuf, mais un batteur à main peut également être utilisé.

Un entonnoir est souvent utile pour verser les produits dans des récipients présentant une petite ouverture, les barquettes en verre seront idéales pour congeler de petites quantités d'un produit et les gants de chirurgien vont vous permettre de préserver vos mains et les garder propres, pendant que vous vous régalerez à fabriquer vos propres soins de beauté !

Rarement Utilisé : Le bain-marie

58

Certaines des recettes que je vais vous présenter vont nécessiter la cuisson au bain-marie, surtout si vous appréciez la cire d'abeille dans vos compositions. C'est presque exclusivement les préparations utilisant de la cire d'abeille qui vont un bain marie.

Emballage

Je fais en sorte que l'ensemble de mon processus de création de produits cosmétiques maison soit aussi respectueux que possible de l'environnement, je réutilise donc les bocaux en verre des différentes conserve et achats divers qui encombrent mes placards pour récupérer des récipients pour stocker mes produits de beauté maison.

Je vous conseille de faire de même. Pour économiser de l'argent mais aussi pour participer à préserver l'environnement. Ne jetez plus vos pots de verre usagés, décollez leurs étiquettes, nettoyez-les soigneusement et mettez-les de côté pour une future utilisation.

Voici ce dont vous aurez également besoin pour vos emballages :

- ✓ Des étiquettes adhésives
- ✓ Des bouteilles et des jolis récipients
- ✓ Des bocaux
- ✓ Des flacons avec vaporisateur

Les vaporisateurs sont très pratiques pour les lotions ou les soins liquides à appliquer localement. Les bouteilles sont parfaites pour les shampooings. Pour les beurres corporels, on préférera des bocaux peu profonds pour faciliter leur utilisation.

Utiliser de jolies bouteilles ou bocaux pour y conserver vos produits de beauté faits maison peut transformer vos efforts en merveilleux cadeaux.

Vous en trouverez de très jolis en verre dans les foires à l'artisanat ou les petits marchés de la création qui existent un peu partout en France. Ils préserveront avantageusement vos sels de bain et vos autres préparations et permettront d'en faire de jolis cadeau.

Pour vos cadeaux, pensez à étiqueter vos emballages avec une étiquette indiquant aussi clairement que possible son contenu et son utilisation.

Procédez de la même manière avec vos produits. Indiquez les dates de création et de péremption, c'est une excellente habitude à prendre dès le départ.

Si c'est possible, créez et imprimez vos propres étiquettes. Ajoutez ce signe personnel à vos créations de produit de beauté leur apporte une valeur supérieure, qui est particulièrement appréciée lors des fêtes de fins d'année et les réunions de famille où je vous conseille d'offrir largement vos dernières trouvailles. C'est un conseil à suivre tout au long de l'année.

Une Alternative Efficace Au Bain-marie

Les beurres, la cire d'abeille et certaines huiles demandent à être fondus pour pouvoir être incorporés correctement dans vos produits. Un bain-marie est parfait pour ces opérations. Cependant, si le temps presse et que vous n'êtes pas opposés à l'utilisation du micro-ondes, ce dernier peut faire l'affaire.

Pensez à utiliser des récipients en verre de taille adaptée lorsque vous utilisez un micro-ondes.

Réservez les récipients où vous avez fait fondre la cire d'abeille à ce seul usage.

Respectez des intervalles d'utilisation de 10 secondes, en vérifiant régulièrement que la cire, le beurre ou l'huile ne chauffent pas au point de causer des brûlures, ou simplement une surchauffe de votre produit.

La surchauffe entraîne des décolorations et affecte l'efficacité des ingrédients. Si vous surchauffez accidentellement votre cire, votre beurre ou votre huile, ayez la présence d'esprit de les laisser refroidir dans votre micro-ondes avant de les retirer, pour les rendre inoffensifs et éviter de vous brûler.

Les Outils

Personnellement, je suis quelqu'un de plutôt «tactile», qui aime travailler et appliquer les produits avec mes mains. Appliquer un soin de visage à la main va permettre d'activer de façon particulièrement efficace l'irrigation sanguine de votre épiderme.

Le simple fait d'appliquer votre soin sur votre visage avec les doigts va activer et stimuler la circulation du sang de votre épiderme.

Néanmoins, les mains ne sont pas votre seule possibilité. Vous pouvez également utiliser :

- ✓ du coton

- ✓ une brosse en poils naturels

Utiliser des cotons assez doux pour ses soins peut en faciliter l'application et permettre au passage un gommage plus complet. Si vous préférez ne pas appliquer votre masque facial avec les mains, une brosse bien propre sera probablement utile.

Une fois le traitement terminé, pensez à nettoyer avec précaution votre brosse au savon de Marseille, puis rincez-la complètement et enfin séchez-la au sèche-cheveux à basse chaleur. Cette précaution importante vous permettra de prolonger la durée de vie de votre brosse et d'éviter que les bactéries de vos soins précédents reviennent sur votre épiderme lors des utilisations à venir.

Nettoyage des Outils

Nettoyez toujours vos outils de façon efficace, en veillant à en éliminer tous les germes. Utilisez des savons naturels et des torchons propres pour laver vos outils et vos ustensiles de cuisine, y compris ceux tout droit sortis du magasin.

Rincez ensuite vos outils soigneusement à l'eau, en prenant soin de bien faire disparaitre toute trace de savon et en prenant le temps de les laisser sécher complètement avant de les réutiliser pour vos préparations ou de les ranger dans un placard.

Une pulvérisation légère d'alcool à 90°, suivie d'un temps de séchage à l'air vous permettra un niveau optimal d'hygiène et donc de sécurité.

Stériliser vos Outils

Pour éviter de salir mes outils avant de les utiliser , j'utilise un sac plastique hermétique. Je prends également toujours le temps de les pulvériser d'un peu alcool à brûler que je laisse s'évaporer avant de m'en servir pour mes préparations.

Les pots et récipients que vous venez d'acheter peuvent vous sembler prêts à l'emploi à la sortie de leur emballage, mais je vous recommande vraiment de leur appliquer les traitements décrits précédemment avant utilisation.

Lors de la fabrication de produits, veillez à garder tous vos outils propres et secs. Personnellement, je dispose mes ustensiles à portée de main sur un morceau de plastique ou de nappe cirée propre.

Vous devez absolument vous assurer qu'il n'y a pas d'eau (pas une seule goutte) sur tous les ustensiles, bols et surtout sur vos mains quand vous vous lancez dans vos préparations. L'eau peut contaminer l'ensemble de votre lot et entraîner des moisissures.

Allergies et Tests

Un composant appliqué sur votre peau peut amener une réaction bien différente de celle qu'il va susciter chez vous lorsque vous l'ingérez. Par exemple, j'adore les fraises et j'en mange régulièrement, mais si j'ai le malheur d'en appliquer sur mon visage, ma peau devient immédiatement rouge, comme si on l'avait brûlée.

C'est pourquoi, je vous recommande impérativement d'appliquer une petite quantité de vos dernières préparations sur l'intérieur de votre poignet avant de vous aventurer à une application sur votre visage ou une autre partie de votre corps.

Laissez votre dernière création agir pendant une quinzaine de minutes, puis rincez. Si votre peau devient rouge ou réagit de quelque façon que ce soit, vous savez que ce produit ne vous convient pas.

Afin d'isoler et d'éliminer l'ingrédient indésirable d'une recette, testez de la même manière chacun de ses ingrédients sur votre poignet, un par un.

Une fois établie la certitude que vous réagissez à un ingrédient précis, recherchez des alternatives de composé (ils sont extrêmement nombreux) ayant des vertus similaires.

Ce n'est pas parce qu'un ingrédient est naturel qu'il est forcément bon pour vous.

Votre Cambuse Beauté

Les ingrédients naturels que ce livre vous présente contiennent un éventail de vitamines bénéfiques pour votre peau. Certains de ces ingrédients vous seront familiers car vous les trouvez régulièrement dans votre assiette, tandis que vous en découvrirez d'autres, essentiellement des huiles issues de certaines plantes moins connues.

Vous pouvez trouver la plupart des ustensiles nécessaires à la fabrication de mes recettes chez votre épicier habituel et le reste des ingrédients seront plutôt disponibles dans des magasins d'aliments naturels ou certaines boutiques en ligne spécialisées.

Avant de vous précipiter pour acheter tous les ingrédients que je vais vous présenter dans ce chapitre, choisissez une ou deux recettes parmi la liste qui va suivre. Alors seulement, achetez les ingrédients dont vous aurez besoin pour les recettes qui vous intéressent.

Produits à Base de Plantes

Comme la liste de produits végétaux utilisés dans les recettes qui suivent va vous le montrer, la nature produit une pharmacopée abondante depuis la nuit des temps.

Généralement, je préfère des ingrédients issus de l'agriculture biologique pour choisir mes fleurs, mes thés, les noix et les herbes que j'utilise dans mes recettes.

Je sais que des ingrédients biologiques sont meilleurs dans une approche globale, mais je tiens à souligner que je préfère que vous réalisiez un produit avec des ingrédients non-bio plutôt que de vous priver d'une recette parce qu'il vous manque un ingrédient issu de l'agriculture biologique. Les convictions éthiques sont importantes, mais votre santé est également importante.

La Luzerne. Cette plante riche en nutriments est bénéfique à l'ensemble de votre organisme, y compris votre peau. La chlorophylle qu'elle contient facilite le processus d'élimination des impuretés de l'organisme. La luzerne est également riche en vitamine A et en enzymes, des molécules qui permettent d'améliorer certains processus biologiques.

Les Amandes. Riches en antioxydants, les amandes vont vous aider à ralentir le processus naturel de vieillissement de la peau. Elles contiennent également des oméga-3, ces acides gras qui réduisent l'inflammation. Les amandes en poudre représentent une possibilité d'exfoliant très doux qui ne causera pas de micro-abrasions à votre peau.

J'utilise également du lait d'amande que je réalise moi-même, un produit riche en vitamines et en protéines, à utiliser pour vos masques et vos nettoyants.

Le lait d'amande acheté en magasin peut potentiellement contenir d'autres ingrédients que ceux nécessaires à votre recette. Veillez à sélectionner du lait d'amande pur, sans additifs, pour pouvoir l'utiliser.

L'Aloé Vera. L'Aloé Vera contient plus de 75 nutriments différents, y compris du bêta-carotène, qui facilite le renouvellement de votre peau. Appelé la «plante de l'immortalité» par les pharaons, il stimule la régénération des cellules de la peau.

Il contient beaucoup d'acides aminés extrêmement bénéfiques pour votre peau (utilisés pour la construction des protéines), qui vont faciliter l'atténuation des ridules et améliorer l'élasticité de votre peau. En fonction de la recette à préparer et de la consistance désirée, je peux utiliser du gel, du jus ou de la gelée d'Aloé Vera.

Vinaigre de Cidre. Le vinaigre de cidre contient une quantité importante d'acides alpha-hydroxylés, bien plus que la plupart des produits qui mettent en avant cet ingrédient sur leurs étiquettes.

Les acides alpha-hydroxylés sont un groupe de composés régulièrement utilisés pour faciliter l'élimination des cellules mortes, raison pour laquelle il est souvent ajouté aux produits soins pour la peau.

En utilisant du vinaigre de cidre, ces alpha-hydroxylés arrivent dans votre épiderme depuis une source naturelle, ce qui les rend plus vivants, plus actifs et plus puissants.

Le vinaigre de cidre possède également des propriétés antifongiques, excellentes pour votre peau si vous souffrez d'acné car il réduit la congestion des pores. Le vinaigre de cidre va également permettre d'équilibrer le niveau de pH de votre peau. Cela permet à cette dernière de n'être ni trop sèche ni trop grasse.

Jus de Pomme. Les pommes regorgent de vitamines et de composés bénéfiques. Le jus de pomme contient des antioxydants contenus dans la peau et la chair du fruit. Le jus favorise la qualité de votre circulation sanguine, ce qui accélère la reconstitution des vieilles cellules endommagées de votre peau. L'aspect le plus important du jus de pomme est l'acide malique, une forme naturelle d'acide alpha-hydroxylés.

Abricot. Ce petit fruit riche en antioxydants est une véritable mine d'or pour les soins de peau. La vitamine A qu'on trouve en grande quantité dans les abricots va faciliter la réparation des dommages de la peau. L'abricot possède également de grandes propriétés anti-inflammatoires.

La Marante. Amidon dérivé des racines de certaines plantes, la marante est un agent épaississant naturel. Hormis sa capacité à épaissir vos préparations, elle va également faciliter la pénétration transdermique, permettant à vos ingrédients actifs de pénétrer plus profondément dans la peau.

Avocat. L'avocat contient des antioxydants qui vont protéger votre peau contre les dommages causés par votre environnement. Riche en vitamine C (essentielle à la création du collagène et de l'élastine) et en vitamine E (qui lutte contre les dommages liés à l'oxydation et protège votre peau contre les rayons ultraviolets).

Les acides gras de l'avocat vont hydrater votre peau, y compris votre cuir chevelu et vont participer à réparer une peau endommagée, y compris contre les signes du vieillissement.

Bicarbonate de Soude. Cette poudre nettoiera en profondeur vos ongles et vos cheveux. Elle est également efficace pour vos produits de santé bucco-dentaire, même si son innocuité au quotidien fait encore débat.

Banane. Les bananes contiennent des acides aminés, du potassium, de la lectine (une protéine), du zinc et de la vitamine A, B, C et E, tous bénéfiques pour la santé de votre peau. Ce fruit si populaire se révèle efficace partout, de l'hydratation aux soins anti-âge. Son utilisation ne s'arrête pas à étaler de la purée de banane sur votre visage... ! Évidemment, sa consommation va améliorer la santé de votre peau, de l'intérieur.

La Farine de Banane. De même que le fruit dont elle est issue, la farine de banane est riche en potassium, un électrolyte important pour l'équilibre en eau de votre peau. On peut noter que cette farine ne comporte pas de gluten.

La feuille de Laurier. Tous les gourmets connaissent la feuille de laurier et n'oublient jamais de l'ajouter à leur soupe et leur ragoût. Mais peu d'entre nous savent que cette plante est bourrée d'antioxydants qui vont aider à rajeunir votre peau et prolonger sa jeunesse. Les feuilles de laurier ont des propriétés antiseptiques qui vont permettre de combattre l'acné et faciliter l'afflux sanguin vers l'épiderme.

La Myrtille Déshydratée. La myrtille sera souvent utilisée sous forme d'infusions. Truffée de flavonoïdes et de tannins bénéfiques, le «thé» de myrtille est reconnu pour sa capacité à améliorer votre circulation sanguine et réduire la rétention d'eau.

Bouleau. L'écorce de bouleau possède des propriétés anti-inflammatoires et antibactériennes qui soulagent l'eczéma et certains problèmes de peau semblables. Les feuilles de bouleau sont régulièrement utilisées pour traiter les éruptions cutanées.

Thé Noir. Débordant de vitamines bénéfiques pour votre corps, le thé noir possède des vertus anti-inflammatoires utiles pour réduire les boursouflures et les gonflements. Les tanins présents dans le thé noir vont permettre de protéger votre peau contre les agressions extérieures et certaines bactéries néfastes pour votre peau.

Les tanins permettent également d'augmenter votre circulation sanguine, ce qui accélère la régénération de votre peau. Comme d'autres thés, le thé noir possède des antioxydants qui combattent les ravages causés par l'oxydation.

Racine de Bardane. En médecine chinoise, la racine de bardane est utilisée pour diminuer la chaleur interne, considérée comme toxique par cette approche ancestrale des soins de santé. Cette racine est également recommandée pour nettoyer le sang et guérir la peau grâce à ses propriétés antioxydantes.

Calendula. Plante de la famille de la marguerite, les fleurs de calendula sont utilisées en médecine depuis des temps reculés. Cette plante possède des propriétés anti-inflammatoires, qui permettent d'apaiser votre peau.

Infusion de Camomille. La Camomille est un anti-inflammatoire notoire. C'est un ingrédient idéal dès qu'il s'agit de traiter l'eczéma et la rosacée. La camomille est également riche en flavonoïdes, des composés aptes à atténuer la portée des dommages causés par l'oxydation.

Les graines de Chia. Ces petites graines sont extrêmement riches en oméga-3, des acides gras qui vont permettre de nourrir votre peau et améliorer ses fonctions de protection contre le monde extérieur. Il suffit de les réhydrater pour obtenir un merveilleux exfoliant, très doux pour votre peau (incomparablement meilleures que les perles de plastique contenues dans certains exfoliants corporels !). L' huiles de graines de chia renforce la fonction de «barrière naturelle» de votre peau en l'hydratant particulièrement. Vous comprenez donc aisément pourquoi les graines de Chia sont parfaites lorsque votre peau est desséchée.

La Cannelle. Cette épice automnale populaire active la circulation du sang de l'épiderme. La cannelle possède des propriétés antioxydantes qui adoucissent votre peau tout en permettant l'élimination des cellules mortes.

Les propriétés antibactériennes et antifongiques de la cannelle la rendent particulièrement recommandée en cas d'affections cutanées. Attention toutefois : la cannelle peut accentuer votre sensibilité au soleil et entraîner des rougeurs et des irritations si vous l'utilisez dans des concentrations trop élevées.

Acide citrique. Naturellement présent dans les agrumes, l'acide citrique est régulièrement utilisé comme conservateur. Ajouté à la composition de vos soins, il va faciliter la suppression des couches les plus matures de votre peau et nettoyer vos pores dilatés de la saleté qui s'y accumule.

L'acide citrique peut s'acheter en poudre, mais utiliser des peaux d'oranges ou de citrons me parait préférable.

Poudre de cacao. On trouve de la caféine et de la théobromine dans la poudre de cacao brute. Ces deux composants facilitent la décomposition du gras et possèdent probablement de grandes capacités de drainage, même si cela reste à démontrer définitivement.

Ces qualités permettent de réduire l'aspect boursouflé de votre peau et éliminer la cellulite.

La poudre de cacao s'avère également riche en antioxydants, des actifs efficaces quand on cherche un effet anti-âge.

Noix de Coco. Vous trouverez la noix de coco sous toutes ses formes dans les recettes de ce livre. Ses bénéfices sont immenses et je ne peux que recommander la consommation de lait de coco et de beurre de coco.

Utilisez la chair en morceaux, non sucrés. Râpée, elle permet de fabriquer un exfoliant très doux. Enfin, elle possède également des propriétés antibactériennes et des acides gras essentiels, qui permettent une meilleure hydratation de votre peau.

Café. La caféine présente dans le café va raffermir, tonifier et même resserrer les pores de votre peau. La café va également réduire l'inflammation et le gonflement de la peau et va également soulager vos yeux bouffis.

En voyage, il peut m'arriver d'imprégner un peu de café sur un tissu et de l'appliquer délicatement sur les cernes de mes yeux afin de réduire les poches de fatigue.

Lorsqu'une recette demande l'utilisation de marc de café pour réaliser un gommage ou un nettoyant, pensez à récupérer celui de votre cafetière, car l'eau chaude en aura déjà activé les ingrédients les plus puissants. Cette démarche est également bénéfique à votre peau, ainsi qu'à notre environnement déjà surchargé de déchets.

La Canneberge. Acide et antiseptique, la canneberge constitue un ingrédient de choix à ajouter à vos soins contre la peau grasse. Riche en antioxydants, elle permet de lutter contre les signes extérieurs du vieillissement.

Ces baies amères sont également riches en vitamine C, qui aide le collagène de votre corps à préserver l'élasticité de votre peau.

Le Concombre. La chair du concombre est essentiellement composée d'eau, mais elle contient également de l'acide ascorbique (vitamine C) et de l'acide caféique.

Ces deux composés permettent d'apaiser les irritations, le gonflement et les enflures mais ils permettent également de prévenir la rétention d'eau. Ils sont donc bien utiles pour traiter les yeux gonflés, la dermatite et les brûlures.

Le concombre possède approximativement le même pH que la peau, on va donc l'utiliser pour restaurer l'acidité protectrice de la surface de cette peau. Cette acidité est essentielle car elle permet de contenir la prolifération de certaines bactéries et autres contaminants en évitant leur absorption par notre organisme.

Les concombres vous offrent également des propriétés hydratantes, nourrissantes et astringentes.

Racine de Pissenlit. Un peu amère, cette racine est riche en vitamines A et C, particulièrement bénéfiques pour votre peau .

Sureau. Le sureau est non seulement délicieux, mais il est également riche en flavonoïdes (un antioxydant puissant) et riche en nutriments qui permettent de lutter contre les effets de l'âge et l'acné, tout en facilitant la détoxification de votre peau.

L'eau de sureau est le composé le plus souvent utilisé pour fabriquer des produits de soins pour la peau. Elle contient de la vitamine A, B1 et B2, mais également l'incontournable vitamine C.

La fleur de sureau lutte contre les dommages oxydatifs et permet même, dans certains cas, de faire disparaître les cicatrices et les imperfections.

Fenugrec (également appelé Trigonelle ou Sénégrain). Cette épice possède une foule de propriétés curatives pour votre peau.

Le fenugrec est riche en vitamines bénéfiques comme la vitamine A, B1, ou K, mais aussi en calcium, zinc et sélénium.

Le fenugrec est particulièrement recommandé pour préparer vos plats, parce que sa saveur est délicieuse, mais il est surtout à conseiller contre l'acné, où il va réduire les problèmes d'inflammation. Il est également indiqué lorsqu'on l'utilise comme exfoliant.

Le fenugrec est également utile pour prévenir les dommages que peut occasionner l'exposition au soleil.

Gingembre. Le gingembre contient un antiseptique puissant, il est donc efficace pour guérir les problèmes d'acné. Sa teneur en antioxydants favorise également l'évacuation des toxines, ces mêmes toxines qui vieillissent prématurément votre peau.

Le gingembre permet également une action tonifiante et stimulante de la circulation sanguine. Il va aussi atténuer les cernes et les poches sous les yeux grâce aux anti-inflammatoires dont il est généreusement composé.

Ginseng. Le ginseng est un ingrédient reconnu pour sa capacité à adoucir et hydrater la peau. Notez qu'il est également riche en vitamines, minéraux et antioxydants.

Thé vert. Les plus grandes études scientifiques l'attestent : les antioxydants contenus dans le thé vert sont parmi les plus puissants du monde. Ces composés antioxydants, les polyphénols et les flavonoïdes, permettent de prévenir la plupart des lésions et des dommages qui frappent votre peau. Cela inclu les rides et les ridules mais également l'inflammation.

Farine de chanvre. Fabriquée à partir de graines de chènevis, riche en acides gras essentiels, acides aminés, vitamines et minéraux, tous bénéfiques à la santé de votre peau.

Extrait de Prêle. La Prêle des champs, parfois appelée Queue de rat, Queue de Renard ou Queue de Cheval a des propriétés anti-inflammatoires et antiseptiques. Elle se révèle extrêmement utile pour faciliter la réparation dginembre, ginseng, es cellules de votre corps et en particulier la régénération des cellules endommagées de votre peau. L'extrait de Prêle contient également de la silice, un composant qui participe au processus de formation du collagène. L'extrait de Prêle est très utile pour préserver la santé de vos cheveux en réduisant la formation de pointes fourchues, en favorisant leur croissance et enfin en réduisant le phénomène de perte capillaire.

Chondrus Crispus. Remède contre le mal de gorge et la congestion pulmonaire une fois bouillie avec du lait et servie avec du miel avant le coucher, cette algue riche en vitamine A, C, E et K et en acides aminés ainsi qu'en calcium et en zinc est un remède traditionnel au Venezuela. Elle produit également du mucilage, une substance visqueuse issue des algues, qui a la particularité de gonfler au contact de l'eau et est donc souvent utilisée comme laxatif léger. Elle permet également d'améliorer l'effet de «glissement» sur la peau des produits soins et se révèle pratique comme démêlant.

Genièvre. Les baies de genévrier sont réputées pour leurs propriétés antibactériennes et antiseptiques, elles sont merveilleuses d'efficacité contre l'acné. Ces baies facilitent également l'équilibre de votre peau et peuvent être utilisées comme dépuratif pour un nettoyage en profondeur.

La lavande. Le parfum de la lavande obtient d'excellents résultats sur notre état de relaxation. Les bourgeons de la plante ont des qualités astringentes, ce qui les rendent utiles pour le nettoyage et la guérison de votre peau.

Le citron. Le citron contient de nombreux phytonutriments, une source végétale et naturelle de composés chimiques bénéfiques. Les agrumes, en particulier, contiennent des bio flavonoïdes qui facilitent l'absorption de la vitamine C par la peau, ce qui autorise un puissant effet antioxydant.

Thé à la réglisse. Appliqué à même la peau, le thé de réglisse est un puissant anti-inflammatoire, apaisant et hydratant. Aussi efficace pour traiter la rosacée que le psoriasis, il est aussi utilisé pour éclaircir le teint.

La poudre de lucuma. Fabriquée à partir du fruit du Pouteria lucuma, un arbre à feuilles persistantes Péruvien, la lucuma, aussi connue sous le nom d «or des Incas», déborde de fer bénéfique à votre peau, de niacine, de calcium et de bêta-carotène. L'ensemble de ces composants en fait un merveilleux ingrédient de soins pour votre peau. Le sucre de coco est une solution de remplacement simple et efficace si la poudre de lucuma n'est pas disponible facilement.

La mangue. Ce fruit savoureux est truffé de vitamine A et C. Il représente également une bonne source de bêta-carotène, un composé à recommander lorsqu'on souffre d'acné. Ses antioxydants vont permettre une meilleure protection de votre peau à l'égard des dommages oxydatifs et participent à maintenir la jeunesse de votre peau.

Le chardon. L'ingrédient actif dans le chardon s'appelle la silymarine, un antioxydant naturel permettant de nombreuses possibilités en terme de détoxification. De nombreux témoignages illustrent clairement son efficacité à lutter contre les effets du psoriasis et de l'eczéma.

La menthe. La menthe contient de la vitamine A, B et C. Ces vitamines sont essentielles pour maintenir votre peau en bonne santé et améliorer sa protection. La menthe représente également une bonne source d'acide salicylique, un ingrédient clé dans la plupart des produits anti-acné efficaces. Ses qualités astringentes vont faciliter le nettoyage de votre peau et permettre de stimuler la circulation sanguine de votre épiderme. Néanmoins, si votre peau a tendance à rougir facilement, évitez son utilisation.

Le néroli. Dérivé de la fleur d'oranger, le parfum du néroli a des vertus apaisantes. Utilisé dans vos produits de soins, il va permettre de réduire l'apparition de rougeurs et en atténuer la virulence lorsqu'elles sont déjà là.

L'ortie. Utilisée dans vos produits de soins, l'ortie apporte ses qualités astringentes et anti-inflammatoires. Elle se révèle particulièrement efficaces pour régler tous vos problèmes de cuir chevelu comme les démangeaisons ou les pellicules.

Avoine et farine d'avoine. Ces deux céréales possèdent de grandes qualités anti-inflammatoires et apaisantes. Elles sont excellentes pour soulager les brûlures d'ortie ou les piqûres d'insectes et sont riches en protéines qui fortifient votre peau. Les polysaccharides présents dans l'avoine permettent de prévenir l'apparition de sécheresse en même temps que leur teneur en matières grasses hydrate votre peau. Les saponines présentes dans l'avoine sont des nettoyants naturels qui purifient en douceur des pores de votre peau.

La paille d'avoine. La paille d'avoine atténue la sécheresse de la peau, les démangeaisons et les irritations diverses grâce à sa grande teneur en gluten et en mucilage. C'est également une source concentrée de silice, une substance que vos cheveux, vos ongles et votre peau aiment infiniment !

Extrait de feuille d'olivier. Alors qu'on en sait déjà beaucoup sur l'huile d'olive et ses bienfaits pour la santé de notre peau et de notre corps, on ignore souvent que l'extrait de feuille d'olivier est tout aussi puissant. Contenant des antioxydants et de la lutéoline de bio flavonoïdes, l'extrait de feuilles d'olivier est un allié puissant pour combattre les dommages oxydatifs causés par les radicaux libres mais également pour lutter contre le processus de vieillissement.

L'origan. L'utilisation de cette herbe parfumée offre de grands bénéfices à votre peau. L'origan combat les dommages oxydatifs, tue les bactéries, les champignons et probablement certains virus. Enfin, l'origan réduit l'inflammation.

La racine d'iris. La racine d'iris est souvent utilisée comme fixateur dans les produits parfumés (elle retient le parfum), mais également comme exfoliant grâce à sa douceur ou comme rafraîchisseur d'haleine mais aussi lorsqu'on souhaite blanchir ses dents naturellement.

La papaye. Riche en papaïne (un antioxydant), en vitamine A et en carotène, la papaye stimule la santé de votre peau. Elle facilite l'hydratation de votre peau tout en éliminant les cellules mortes qui encombrent votre épiderme. Les antioxydants apportés par la papaye luttent et permettent même de réparer les dommages occasionnés par l'environnement.

Le paprika. Cette épice populaire est à la fois un excellent antibactérien et un anti-inflammatoire naturel. Il contient de nombreuses vitamines, notamment la vitamine A et E, essentielles au maintien de la santé de votre peau.

Le kaki. Le kaki, ou anciennement «figue caque» est reconnu de longue date par la médecine chinoise traditionnelle pour ses bienfaits en terme d'amélioration de la qualité de la peau. Les kakis sont riches en antioxydants antivieillissement, mais également en bien d'autres composés bénéfiques. Le kaki permet d'éviter la surproduction de sébum qui est la cause principale de la peau grasse.

L'ananas. Ce fruit contient, entre autres composés, de la vitamine C et de la broméline, une enzyme adoucissante qui va faciliter l'élimination des cellules mortes de votre peau. La Broméline va permettre de stimuler la production de collagène, qui va permettre à votre peau de paraître plus jeune.

La polenta. Ajouter de la polenta aux recettes de soins des pieds ou du corps est une excellente idée, du fait de ses propriétés exfoliantes et de sa richesse en vitamines.

La citrouille. La citrouille regorge d'enzymes de fruits, des acides alpha-hydroxylés, qui sont des antioxydants surpuissants. Elle contient également du zinc. Cela explique la grande efficacité de la citrouille pour renouveler les cellules de votre épiderme, éliminer les cellules mortes, éclaircir votre teint et rendre votre peau plus lisse. Elle est également tout à fait indiquée lorsqu'on souhaite combattre l'acné et prévenir le vieillissement.

La citrouille facilite également la pénétration dans les couches profondes de la peau des ingrédients auxquels on l'ajoute.

Les graines de citrouille. Les graines de citrouille représentent une véritable mine de produits bénéfiques pour votre peau. Elles sont très riches en lipides qui permettent une hydratation prolongée de votre peau et une protection accrue face aux dommages infligés par l'environnement.

Farine de quinoa. Elle est fabriquée à partir de graines de quinoa, une bonne source d'acides aminés, de niacine, potassium, manganèse et vitamine E. La farine de quinoa va faciliter la production de collagène par votre organisme, un bon gage de santé pour la peau et les cheveux.

Les champignons Reishi. Ils possèdent un niveau élevé en polysaccharides, des composés qui permettent à la peau de s'hydrater et de retenir l'humidité. Les polysaccharides sont également nécessaires pour réparer et renouveler votre épiderme.

Vinaigre de vin de riz. Le vinaigre de vin de riz est souvent utilisé en remplacement du vinaigre de cidre, mais il contient un type d'acide aminé particulier qui permet de renforcer les propriétés absorbantes des ingrédients avec lesquels il est associé. Il facilite également le lissage et la douceur de la peau.

Thé rooibos. Ce thé rouge est riche en flavonoïdes, des enzymes nécessaires à une production de cellules de peau saine. Antibactérien et hypoallergénique, il a également un effet apaisant étonnant sur les peaux souffrant d'acné.

Le romarin. Riche en phytonutriments et en antioxydants qui permettent à votre peau de se défendre contre les dommages occasionnés par l'oxydation, le romarin est également un puissant antiseptique, un antibactérien et un anti-inflammatoire reconnu ce qui fait de lui un ingrédient d'exception pour traiter vos problèmes de peau et nettoyer et détoxifier en profondeur votre peau.

L'écorce d'orme rouge. Bien connue pour ses propriétés curatives, l'écorce d'orme rouge est souvent utilisée en traitement de diverses affections cutanées, du psoriasis à l'herpès labial. Une fois réduit en poudre et mélangé à de l'eau, l'écorce d'orme rouge permet d'avoir une peau lisse et un teint éclatant.

Le thé de Millepertuis. Réputé pour sa capacité à guérir les plaies et pour sa capacité adoucissante, le millepertuis est antibactérien et anti-inflammatoire. Un ingrédient idéal pour les peaux sensibles.

Les fraises. Riches en vitamine C, en antioxydants et en acide salicylique (acides alpha hydroxylés), les fraises représentent aussi un excellent exfoliant naturel, ce qui signifie qu'elles offrent un puissant effet nettoyant anti-acné et anti-âge.

Les graines de tournesol. Associant des propriétés anti-inflamm-atoires et antibactériennes, les graines de tournesol sont riches en vitamine E. Broyées, elles fourniront un effet exfoliant doux qui s'accompagnera également d'une action hydratante pour votre peau.

Le curcuma. Antioxydant puissant et anti-inflammatoire réputé, le curcuma facilite l'expulsion des toxines hors de votre organis-me. Antiseptique et antibactérien, il se révèle très utile pour lut-ter contre les problèmes de peau. Il est également efficace pour la réduction des rides et ridules ainsi que pour équilibrer en lipides votre épiderme, ce qui en fait un complément de choix aux diffé-rents composés utilisés pour les recettes de vos soins cutanés.

La gousse de vanille. Hormis leur divine senteur, les gousses de vanille contiennent des composés anti-inflammatoires et antioxy-dants. Elles représentent une excellente source de vitamine B et possèdent même des propriétés antibactériennes.

Les noix. Les noix sont riches en acides gras essentiels, et comme d'autres fruits secs et d'autres graines, elles se transforment en un merveilleux exfoliant et hydratant une fois broyées et ajoutées à un produit nettoyant.

Le thé blanc. La culture du thé blanc est moins traitée chimique-ment que les thés noirs et verts. Son niveau élevé d'antioxydants permet de combattre efficacement les dommages causés par le stress oxydatif, ce qui fait du thé blanc un allié puissant des diffé-rents traitements anti-âge.

L'écorce de saule blanc. Cet anti-inflammatoire est bien connu pour sa capacité à aider à contenir l'inflammation et réduire la douleur. Il contient également de l'acide salicylique, un composé salutaire pour qui cherche à contrôler l'acné et les éruptions cutanées.

Le vinaigre de vin blanc. Fabriqué à partir de raisin, le vinaigre de vin contient de nombreux antioxydants, dont le fameux resvératrol. Utilisez du vinaigre de vin blanc en lieu et place du vinaigre de vin rouge, simplement pour éviter de vous tâcher lorsque vous appliquerez votre soin.

L'hamamélis. L'hydrolat de cet arbuste réduit les rougeurs et les boursouflures et apaise les démangeaisons. Il permet aussi de soulager les douleurs consécutives aux piqûres d'insectes. Parce qu'il est à la fois astringent et antioxydant, l'hamamélis est particulièrement efficace sur les peaux jeunes qui souffrent d'acné, mais aussi sur les peaux plus matures, desquelles il préserve la jeunesse et réduit les rides et ridules. L'hamamélis acheté en pharmacie contient bien souvent de l'alcool. Les recettes que vous trouverez dans ce livre utilisent de l'hydrolat d'hamamélis pur.

Le Goji. Aussi connu sous le nom de baies de Goji, le Goji est extrêmement riche en antioxydants et en bêta-carotène ainsi qu'en vitamine C, ce qui le rend particulièrement bénéfique pour votre peau.

Huiles & Laits

Déjà appréciés au menu et tout droits sortis de votre garde-manger, les huiles et les laits peuvent être mariés pour se transformer en excellents hydratants et en nettoyants somptueux. Ils représentent un atout essentiel pour ce qui concerne votre beauté.

Huile d'abricot. Riche en acides gras essentiels, l'huile d'abricot est une huile douce qui fera merveille à la fois dans la lutte contre le vieillissement comme dans le soin à apporter à votre peau sensible.

Huile d'argan. Riche en vitamine A et E, en acides gras essentiels, en antioxydants et en squalènes, qui vont lutter contre la dégénérescence de la peau, l'huile d'argan est hautement recommandée.

Huile d'avocat. Grâce à ses niveaux élevés en antioxydants et en vitamines, l'huile d'avocat se révèle merveilleuse pour soigner les peaux endommagées par le soleil ou déshydratées. L'huile d'avocat est facilement absorbée profondément par la peau, qu'elle va nourrir à l'aide des acides gras qui la compose.

Huile de cumin noir. Elle est tirée des graines d'une plante à fleurs originaire d'Asie appelé la Nigella sativa. Riche en vitamines, minéraux, acides gras essentiels et flavonoïdes, cette huile se révèle parfaite pour soulager les rougeurs, rajeunir visiblement votre peau et lutter contre les infections.

Babeurre (ou petit lait). La teneur en acide lactique élevée présente dans le babeurre et qu'on retrouve dans la poudre de babeurre, fait de cet ingrédient un excellent exfoliant mais aussi un agent adoucissant pour votre peau.

Huile de camélia. Tirée des graines, l'huile de camélia est riche en vitamines et en acides gras. Cette huile est hydratante et riche en antioxydants, qui va permettre de garder sa jeunesse à votre peau.

Huile de support. C'est une huile de base dans laquelle on ajoute une huile essentielle. Certaines huiles essentielles peuvent être très puissantes dans leurs effets, mais aussi se révéler très coûteuses. C'est pourquoi les huiles essentielles sont souvent diluées dans une huile de support, comme l'huile de jojoba, de sésame ou de tournesol, à la fois pour permettre une plus grande quantité d'huile et limiter la puissance du produit.

Huile de carotte. Riche en bêta-carotène, elle va permettre de réduire les dommages occasionnés par le soleil. La vitamine A qu'elle contient va soutenir l'élasticité de votre peau en traitant les acnés légères et modérées. Les propriétés émollientes de l'huile vont également permettre d'adoucir votre peau.

Huile de ricin. Anti-inflammatoires et anti bactérienne, l'huile de ricin est précieuse du fait de sa capacité à pénétrer profondément dans votre peau, où elle produit un merveilleux effet hydratant et revitalisant.

Lait de coco. Le lait de coco est un hydratant puissant, riche en acides gras essentiels, notamment l'acide aurique, un agent nettoyant bien connu. La vitamine C et le cuivre contenus dans le lait de coco vont réduire les ridules et améliorer l'élasticité de votre peau. Pour traiter la peau et les cheveux, je préfère le lait de coco qu'on trouve au rayon frais des magasins spécialisés, en brique cartonnée.

Huile de coco. Antimicrobien, antifongique, antiseptique et possédant des propriétés antibactériennes, l'huile de coco, comme tous les autres ingrédients dérivés du coprah énumérés dans ce livre apporte des avantages innombrables à votre peau.

Huile de feuille de consoude. Riche en allantoïne, qui favorise la croissance de nouvelles cellules et réduit l'inflammation.

Huiles essentielles. Dérivées de diverses parties de plantes, les huiles essentielles pures peuvent ajouter du parfum à vos créations et sont aussi des ingrédients actifs très utiles. Si les huiles essentielles sont d'origine naturelle, elles supposent des précautions d'usage nécessaire car ces huiles deviennent potentiellement dangereuses lorsqu'elles sont altérées.

Utilisez-les avec parcimonie et uniquement dans les quantités stipulées dans les recettes que je vous propose.

Lait de brebis. Contient des acides alpha hydroxylés, qui permettent d'évacuer les cellules mortes de la peau et de prévenir l'apparition de ridules. Du fait de leur petite taille, les molécules de gras du lait de brebis pénètrent en profondeur dans la peau. Cette imprégnation profonde signifie une meilleure hydratation. Le lait de brebis a un niveau d'acidité similaire à celui de notre peau, ce qui le rend plutôt doux pour la peau de la plupart d'entre nous.

Huile de chanvre. Riche en acides gras oméga 6 et 3, ainsi qu'en acide linoléique, l'huile de chanvre a démontré son efficacité contre de nombreux problèmes de peau comme la sècheresse, l'acné et le psoriasis.

Huile de Jojoba. Si techniquement, c'est plus une cire qu'une huile, l'huile de jojoba est extrêmement proche du sébum produit naturellement par votre peau. Cette huile va permettre d'hydrater profondément votre épiderme et réguler sa production de gras, ce qui rétablit l'équilibre acide de la peau.

Huile de noix de macadamia. Riche en acides gras mono-insaturés, l'huile de noix de macadamia, au même titre que l'huile de jojoba, se rapproche énormément de la composition chimique du sébum. Facilement assimilée et absorbée par la peau, elle fait merveille pour résoudre les problèmes de peau grasse et/ou sèche.

Huile d'olive. Riche en antioxydants bénéfiques pour votre peau, en particulier en polyphénols (un micronutriment qui protège la peau des dégâts des rayons ultraviolets) et en vitamine E, dont l'efficacité n'est plus à démontrer quand il s'agit de préserver la jeunesse de la peau.

Huile de palme. Riche en bêta-carotène, en vitamine E et en de nombreux autres antioxydants, l'huile de palme hydrate votre peau en profondeur.

Lait de riz. Obtenu en récupérant l'eau de cuisson du riz, le lait de riz représente un merveilleux hydratant qui réduit la production de sébum de votre épiderme.

L'huile d'églantier. Débordant d'antioxydants (en particulier la vitamine C) qui permettent de protéger les cellules de votre peau, l'huile d'églantier améliore les qualités d'élasticité de votre peau en même temps qu'elle autorise une meilleure absorption des ingrédients auxquels elle est associée.

Elle réduit la taille des cicatrices et réhydrate la peau avec beaucoup d'efficacité. Contenir de la vitamine A permet également à l'huile d'églantier d'atteindre un niveau de collagène optimal, un gage de fermeté de la peau.

Huile de carthame. Anti-inflammatoire, l'huile de carthame représente une excellente huile de support du fait de sa légèreté. Sa richesse en acide oléique est aussi bénéfique pour vos cheveux et votre cuir chevelu qu'elle l'est pour les pores de votre peau. Enfin, l'huile de carthame stimule le renouvellement cellulaire de votre épiderme, une condition nécessaire pour préserver sa jeunesse.

Huile de sésame. Les acides naturels qu'on trouve dans l'huile de sésame (acide linoléique, palmitique et stéarique) adoucissent et hydratent votre peau. L'huile de sésame contient également des antioxydants, de la vitamine E et du sésamol, ainsi que des anti-inflammatoires qui diminuent les signes extérieurs de vieillissement.

Huile de tournesol. Truffée de vitamines anti-âge A, C, D et E, cette huile possède également des propriétés émollientes qui permettent à votre peau de conserver son humidité.

L'huile de millepertuis. Réputée pour ses propriétés anti-inflammatoires ainsi que pour sa richesse en bio flavonoïdes, l'huile de millepertuis réduit les rougeurs de votre peau et est très utile pour protéger les peaux sensibles.

Lait de soja. Il est riche en protéines, un composé synonyme de vitalité parce qu'il permet la production de collagène de votre peau. Le lait de soja contribue à l'accélération du renouvellement cellulaire de votre peau en résorbant ses cellules mortes. Pour les végétaliens, le lait de soja peut remplacer le lait de vache ou de brebis lors de la préparation de masques ou de soins.

Huile de tamanu. Bien connue à Tahiti, cette huile possède des propriétés anti-inflammatoires, antioxydantes et même antibiotiques. Elle favorise la cicatrisation des tissus de votre épiderme.

Yaourt. Riche en acide alpha-hydroxylé, un actif qui peut servir d'exfoliant mais aussi fournir des cultures bactériennes qui facilitent l'équilibre de votre peau. Les propriétés antifongiques et bactériennes du yaourt autorisent un nettoyage efficace et l'assurance d'avoir des pores propres et sains. Privilégiez les yaourts non sucrés et sans additifs.

Argiles et Charbons

L'argile et le charbon sont les purifiants idéaux; ils aident votre peau à respirer tout en permettant à vos pores de rester propres et nets. Ils vont permettre une meilleure circulation sanguine dans votre épiderme. Chaque type d'argile possède des propriétés et des bénéfices différents; comme par exemple la capacité à attirer et à retenir la saleté et les toxines contenus dans vos pores. Utilisés ensemble ou séparément, l'alliance de l'argile et du charbon est la meilleure solution si vous souhaitez en finir avec des pores obstrués.

Charbon actif. De la même manière qu'on utilise des filtres à charbon actif pour purifier l'eau de boisson, on l'utilise pour les impuretés de la peau. Le charbon actif attire le sébum, les saletés et les toxines profondément incrustés dans les pores de votre peau pour la laisser respirer et fonctionner correctement.

Bentonite (ou argile colloïdale). Issue de minéraux d'origine volcanique, la bentonite absorbe les toxines comme une éponge tout en libérant des minéraux bénéfiques. Elle extrait aussi hors des cellules l'excès d'hydrogène, qui est alors remplacé par de l'oxygène, bien plus bénéfique pour votre peau. On recommande la bentonite lorsque quelqu'un cherche à détoxifier sa peau, soit pour lutter contre l'acné ou contre des pores obstrués et congestionnés.

Boue de la mer Morte. Ajouter de la boue de la mer morte à vos produits de soins de beauté est extrêmement bénéfique. Riche en minéraux comme le sodium, le calcium, le potassium et le fer, la boue de la mer Morte a été utilisée depuis toujours pour lutter contre le psoriasis, soulager les douleurs, détoxifier et améliorer la circulation sanguine de l'épiderme.

La boue de la mer Morte vous apporte de nombreux nutriments ainsi que l'assurance d'un afflux puissant d'oxygène dans votre épiderme. Non content d'éliminer les toxines présentes dans votre peau, cette boue exceptionnelle permet une véritable amélioration de l'apparence générale de votre peau.

Argile verte. Bien connue pour ses qualités d'absorption, l'argile verte débarrasse votre épiderme des impuretés qui l'encombrent et améliorer sa circulation sanguine.

Argile de kaolin. Cette argile blanche stimule votre circulation sanguine et est très douce pour les peaux sensibles. Autre qualité : l'argile de Kaolin est un exfoliant et un astringent plutôt doux.

Argile rose. Légère, parfaite pour tous les types de peau, l'argile rose est reconnue pour ses qualités détoxifiante. Parce qu'elle améliore la circulation du sang dans votre épiderme, l'argile rose améliore le renouvellement des cellules.

Sels, Sucres & Beurres

La plupart des ingrédients qui vont vous faire le plus de bien se trouvent déjà dans vos placards. Un exemple ?

Le miel, ou encore, le sel.

Étonné ? Dans la partie du livre qui suit, je vous présente mes lisseurs, hydratants et sels de bains préférés.

La cassonade. Humidifiant naturel, le sucre brun retient l'humidité qu'il trouve à proximité. Utilisé comme composant dans un gommage ou un exfoliant, il restitue cette humidité à votre peau. Il apporte aussi de l'acide alpha-hydroxylé, un composé qui débarrasse votre peau des cellules mortes et accélère le renouvellement de votre épiderme.

Le beurre de cacao. Il fournit massivement des antioxydants, avec un niveau de concentration qui dépasse celui de certains «supers aliments» comme la myrtille. A l'aide de ses antioxydants et grâce à ses propriétés anti-inflammatoires, le beurre de cacao tonifie et améliore l'élasticité de votre peau. Excellent émollient, le beurre de cacao adoucit et assouplit votre épiderme. Grâce à une teneur importante en acides gras et en éléments nutritifs, il pénètre profondément votre épiderme.

Beurre de coco. Riche en acides gras essentiels, comme l'acide linoléique, le beurre de coco accélère le renouvellement des cellules de votre peau. Bien que l'huile de coco soit un hydratant exceptionnel, le beurre de coco contient à la fois de l'huile et de la chair de noix de coco, ce qui le rend forcément plus riche en nutriments et en acides gras essentiels que son huile utilisée isolément. Il est facilement absorbé par votre peau, où il diffuse ses propriétés antifongiques.

Sucre de coco. Moins raffiné que le sucre de table, il offre aussi plus de vitamines et de minéraux. Excellent exfoliant, avec sa teneur élevée en acide glycolique, il absorbe les cellules mortes de votre peau.

Sucre de dattes. Fabriqué à partir de dattes, ce sucre finement moulu est moins transformé que les autres sucres et fait un excellent exfoliant. Les dattes elles-mêmes représentent une bonne source de nutriments, qui permet à votre peau de se débarrasser des cellules mortes qui l'encombrent mais aussi de se nourrir correctement.

Sel d'Epsom. Il est souvent ajouté à l'eau du bain parce qu'il détend et apaise les muscles. Le magnésium contenu dans le sel d'Epsom est absorbé par la peau durant le bain, ce qui permet de retrouver un niveau naturel optimal de ce minéral nécessaire à la santé de votre peau. Le sel d'Epsom régule aussi vos électrolytes, ce qui favorise la réduction de l'inflammation et des éventuelles douleurs musculaires.

Miel. Le miel est un humectant naturel, cela signifie qu'il facilite la capacité de votre peau à retenir l'humidité. Antiseptique et cicatrisant, il sait se rendre utile dans les cas d'acné ou d'éruptions cutanées. Le miel vous apporte aussi des acides aminés (constitutifs des protéines), reconnus pour leurs propriétés anti-âge. Il est source d'enzymes, des catalyseurs qui accélèrent certains processus biologiques. Antimicrobien et antioxydant, le miel protège votre peau des dommages causés par le soleil et améliore la capacité à se régénérer de votre peau.

Sirop d'érable. Au même titre que le miel, le sirop d'érable brut (pas celui tiré du sirop de maïs) représente un excellent ingrédient à intégrer dans vos recettes de soins cosmétiques. Il est truffé d'antioxydants qui protègent votre peau des dommages causés par l'oxydation. Le sirop d'érable contient également des minéraux bénéfiques comme le calcium, le potassium et le zinc, ainsi que des vitamines A et B.

Sel de mer. Riche en minéraux apaisants pour la peau, le sel marin et le sel de roche sont de merveilleux ingrédients à ajouter à votre bain. Il sont aussi parfaits lorsque vous recherchez un effet exfoliant. Du sel de la Mer Morte au sel rose de l'Himalaya, il existe une importante variété de sel. Chaque sel a sa propre composition minérale qui présente des avantages variées pour la peau.

Beurre de karité. Le beurre de karité contient des vitamines A et E, des vitamines qui maintiennent la peau en bonne santé et évitent l'apparition prématurée des rides et des ridules. Les acides gras contenus dans le beurre de karité permettent à la peau de retrouver son équilibre en lipides.

Inclassables

Voici une liste d'ingrédients qui ne correspondent pas exactement aux catégories précédentes, mais que vous allez rencontrer dans plusieurs de mes recettes. Chacun apporte sa contribution, souvent importante, dans la préparation de vos produits cosmétiques maison.

Pollen d'abeille. Nous ne remercierons jamais assez les abeilles… Les minéraux, les acides aminés, les protéines, les enzymes et les vitamines que vous allez trouver dans le pollen d'abeille sont incroyablement abondants. Ce *superaliment* est truffé d'antioxydants et d'antibiotiques, qui participent à la lutte contre le vieillissement de la peau et se révèlent également efficaces pour en finir avec l'acné. Les acides présents dans le pollen d'abeille permettent de favoriser le renouvellement cellulaire et de soulager les cas d'inflammation.

Bière. La bière contient de la levure, un ingrédient riche en vitamines B, très profitable en cas de traitement contre l'acné. En effet, la levure ralentit la production de sébum de votre peau et contient des minéraux et de nombreuses vitamines bénéfiques. La bière est un ingrédient populaire dans les produits de soins capillaires car elle a la capacité de nettoyer et de faire briller. N'importe quelle bière fait l'affaire pour vos recettes de cosmétiques maison : c'est la levure qui est importante et utile, pas la saveur.

Cire d'abeille. Les avantages que la peau tire de la cire d'abeille sont innombrables : excellent hydratant et agent protecteur de la peau, la cire d'abeille fait régulièrement partie des ingrédients qui composent les beurres corporels et les baumes à lèvres.

Les bonnes pratiques d'Utilisation de la cire d'abeille

Avant de fabriquer vos produits de soins à base de cire d'abeille, voici quelques conseils pour faciliter votre expérience et améliorer vos chances de réussir. La cire d'abeille à tendance à se figer très facilement lorsque vous y ajoutez des ingrédients. Elle a alors tendance à durcir, voire même à former des grumeaux. Pour éviter cette situation, pensez à laisser un bain-marie sur le feu pour vous assurer que vous avez le contrôle de la température et / ou effectuez les opérations suivantes:

- Chauffez au préalable les huiles, beurres, laits, ou autres liquides que vous pensez ajouter à votre cire d'abeille. Assurez-vous qu'ils soient à la même température que votre cire, pour éviter les écarts et les chocs thermiques.

- Assurez-vous que votre cire est chaude.

- Lorsque vous ajoutez un ingrédient, incorporez votre ingrédient à l'aide d'un petit fouet ou d'une cuillère.

Si vous voyez que le mélange commence à se figer, mettez-le au bain-marie jusqu'à ce qu'il revienne à son état liquide initial.

Le savon de Marseille. Habituellement fabriqué à partir d'huile d'olive ou de noix de coco, je l'utilise souvent dans mes recettes de shampooing. Bien qu'il vous soit possible de le fabriquer vous-même, l'acheter en magasin vous simplifie la vie et vous assure de la stabilité de sa composition et de sa qualité. Vous remarquerez rapidement que la plupart des recettes de ce livre optent pour la version liquide.

Œufs. Blancs et jaunes d'œufs offrent une grande puissance quand il s'agit de lutter pour la santé de votre peau : les blancs resserrent les pores, éclaircissent le teint, raffermissent la peau et diminuent votre production de sébum, tandis que les jaunes apportent des nutriments bénéfiques à la nutrition de votre peau, la diminution des problèmes d'acné et l'amélioration de la capacité de la peau à retenir son humidité.

Glycérine. Sa capacité à extraire l'humidité de l'air rend la glycérine extrêmement désirable dans les formules de vos recettes de soins de beauté hydratants. C'est d'autant plus vrai qu'elle va permettre d' hydrater mais aussi de lisser votre épiderme. La glycérine devra toujours être diluée car si on l'utilise sous sa forme concentrée, elle aura tendance à dessécher l'épiderme.

Peroxyde d'hydrogène. Antiseptique, le peroxyde d'hydrogène est régulièrement utilisé pour désinfecter les plaies et guérir les infections cutanées. Il possède également des propriétés blanchissantes, ce qui explique sa présence dans certains produits d'hygiène dentaire.

Hydrosols. Les hydrolats, hydrosols et eaux florales sont de merveilleux sous-produits des distillations de plantes, comme les huiles essentielles. L'eau recueillie lors de cette distillation contient également des propriétés bénéfiques. les Hydrosols sont une manière plus douce, plus agréable pour votre peau de tirer avantage des propriétés des fleurs et des plantes.

Les hydrolats nécessaires à nos recettes de produits de soin maison incluent les hydrolats de cèdre, de lavande, de néroli (fleur d'oranger), de menthe poivrée, de rose, de romarin, d'arbre à thé et d'hamamélis.

Kombucha. Réalisé à base de sucre, de thé et de levure, il apporte certaines bactéries bénéfiques. Le kombucha possède des propriétés antiseptiques et antioxydantes et apporte souvent un réel soulagement aux peaux à tendance acnéique. On le dit capable de soigner l'eczéma, les éruptions cutanées, le psoriasis, les verrues et même certaines infections de type fongiques.

Lécithine. Dérivée du soja, la lécithine est une matière grasse. Elle est très efficace car ses principes actifs, favorisés par le gras, pénètrent en profondeur les molécules de votre peau. Riche en antioxydants, très hydratante , elle représente un émulsifiant très utile pour stabiliser les ingrédients de vos recettes.

Mayonnaise. Ne la réservez pas qu'à vos sandwichs. La mayonnaise représente l'équilibre idéal entre le gras et les vitamines nécessaires à votre peau. Elle permet une hydratation idéale quand vous avez la peau sèche. Elle fournit également tous les acides gras et les protéines nécessaires, quel que soit le type de votre peau.

Poudre de graines de moutarde. La moutarde est un antibactérien et une bonne source de soufre, un composé antifongique. La graine de moutarde permet d'exfolier et d'hydrater votre peau, et va vous aider à vous débarrasser de l'acné. La poudre de moutarde apporte également de nombreux antioxydants qui permettent de combatte les effets de l'âge, d'améliorer la circulation sanguine et de faciliter l'évacuation des toxines hors de votre peau.

Levure nutritionnelle. Cette levure désactivée est riche en bienfaits pour votre peau. Sa forte concentration en vitamine B représente un excellent traitement contre l'acné et l'eczéma. La levure nutritionnelle permet également d'améliorer l'élasticité de votre peau et de lutter contre les effets du stress oxydatifs.

Vin pétillant. Ces vins contiennent de la levure, des polyphénols (antioxydants), mais aussi des acides qui améliorent la production de collagène, éliminent les cellules mortes et nettoient votre peau des impuretés accumulées.

Le type et la qualité du vin pétillant que vous allez sélectionner n'ont que peu d'importance : ils sont tous d'excellents ingrédients anti-âge.

Fraîcheur du visage

Nettoyants

Démaquillants

Toniques

Hydratants

Masques

Sauna Facial

Sérums

Gommages pour les lèvres

Baumes à Lèvres

Ajoutez les effets néfastes de la pollution, l'exposition excessive aux rayons du soleil, les effets desséchants de l'air conditionné et les dommages infligés par la poussière qui frappent constamment votre visage, et vous comprenez que votre peau subi quotidiennement un déluge, une avalanche d'agressions.

Inclure à votre quotidien des soins adaptés doit devenir votre priorité. Vous devez absolument éliminer les résidus de produits chimiques, les particules de saleté mais aussi la crasse accumulée dans les pores de votre peau.

Vous allez ainsi raviver l'éclat de votre peau fatiguée et préserver sa jeunesse tout en atténuant la formation des rides et ridules.

Dans les recettes de cosmétiques maison qui vont suivre, vous allez trouver des nettoyants, des sérums, des crèmes hydratantes, des masques et des recettes adaptées à chaque type de peau.

Ces recettes sont conçues pour être utilisées régulièrement, à une fréquence variable et selon les besoin spécifiques de votre peau. Ces soins quotidiens, hebdomadaires, mensuels ou même annuels, ont tous le même objectif : garder votre peau aussi saine et éclatante que possible.

LES RECETTES

Nettoyant Coco Fraise Avoine au Miel

Production :   Approximativement 115 grammes

Temps de préparation : 15 minutes (n'inclut pas la cuisson de l'avoine)

Recommandation : Tous les types de peau

Aux vertus nettoyantes de ce produit très doux, s'ajoute un effet exfoliant efficace sur tous les types de peau, même les plus sensibles.

La noix de coco broyée et les graines de fraises éliminent les cellules mortes alors que le lait de coco, ajouté au miel, procurent une hydratation durable.

Cette recette est simple à réaliser en voyage, car on trouve la plupart de ses ingrédients au buffet des petits-déjeuners des hôtels.

Ingrédients

> 1 cuillère à soupe de noix de coco râpée

> 2 fraises

> ¼ tasse d'avoine précuite

> 1 cuillère à soupe de lait de coco (ou de thé vert)

> 1 cuillère à soupe de miel (ou de mélasse)

Préparation

Mixez la noix de coco et les fraises.

Ajoutez le reste des ingrédients au mixeur et mélangez à nouveau jusqu'à obtenir une consistance bien lisse.

Transférez votre soin nettoyant et exfoliant dans un petit récipient hermétique, idéalement un petit pot en verre.

Utilisation : Lavez votre visage avec une petite quantité de soin nettoyant, de la taille d'une pièce de 10 centimes d'euros. Rincez soigneusement.

Conservation : Conservez votre soin au réfrigérateur pendant une dizaine de jours, 2 semaines au maximum. Il est possible de préparer une quantité plus importante et la congeler afin de l'utiliser ultérieurement. Remplissez un bac à glaçons avec le produit et décongelez un cube lorsque vous en avez besoin. Vous pouvez conserver ce mélange au congélateur entre 4 et 8 mois .

Fréquence d'utilisation : Tous les jours, matin et soir

Lorsqu'on y regarde de plus près

Vous allez remarquer que les soins destinés au nettoyage ont des textures et des consistances différentes. Certains sont moins liquides que d'autres et peuvent parfois présenter une consistance pâteuse.

J'adore ces pâtes de nettoyage. Elles sont faciles à utiliser, pratiques à stocker et font des merveilles pour votre peau.

Lorsque vous lavez votre visage, pensez à systématiquement l'humidifier au préalable à l'eau tiède.

Je n'insisterais jamais assez sur l'importance de nettoyer votre peau à l'eau tiède. Jamais à l'eau chaude. L'eau chaude va finir par assécher votre peau et participe à son relâchement.

Lorsque vous optez pour une pâte de nettoyage, il est d'autant plus important d' humidifier votre peau avant son utilisation. Vous pouvez également ajouter quelques gouttes d'eau à la pâte nettoyante afin de la diluer. Vous pourrez alors plus facilement l'appliquer sur votre visage.

Nettoyant Amandes

Production : Approximativement 115 grammes

Temps de préparation : 15 minutes (n'inclut pas le temps nécessaire pour faire le thé)

Recommandation : Peaux sèches ou ternes

Les amandes contiennent de la vitamine E et des acides gras essentiels, qui vont permettre de retrouver le taux d'humidité optimal pour votre peau. En utilisant les amandes moulues dans ce nettoyant, non seulement on bénéficie de toutes les vertus des amandes, mais également d'un exfoliant très doux.

Ingrédients

> ⅛ de tasse de thé à la réglisse, qu'on aura laissé refroidir

> ¼ de tasse d'amandes en poudre finement moulues

> 1 cuillère à soupe de lait de brebis, de chèvre ou de lait de soja

> ½ cuillère à soupe de mélasse

Préparation

Passez tous les ingrédients au mixeur. Vous pouvez commencer par mixer les amandes puis ajouter ensuite le reste des ingrédients pour mixer encore et finaliser votre soin nettoyant.

Transférez votre soin nettoyant et exfoliant dans un petit récipient hermétique, idéalement un petit pot en verre.

Utilisation

Lavez votre visage avec une petite quantité de nettoyant. Rincez soigneusement.

Conservation

Conservez votre soin au réfrigérateur pendant une dizaine de jours, 2 semaines au maximum. Il est possible de préparer une quantité plus importante et la congeler afin de l'utiliser ultérieurement. Remplissez un bac à glaçons avec le produit et décongelez un cube lorsque vous en avez besoin. Vous pouvez conserver ce mélange au congélateur entre 4 et 8 mois .

Fréquence d'utilisation

Quotidienne, matin et soir.

Lorsqu'on y regarde de plus près

Si vous souffrez d'allergie aux amandes, remplacez les amandes en poudre par de la farine de chanvre.

Nettoyant au Charbon Actif

Production : Approximativement 115 grammes

Temps de préparation : 15 minutes

Recommandation : Tous les types de peau.

Le charbon actif représente un ingrédient de choix pour les soins de peau, et ce quel que soit votre type de peau. Il pénètre profondément les pores de votre peau et laisse ainsi votre épiderme évacuer tous les corps gras et toutes les saletés qui l'empêchent de respirer correctement. Gardez en mémoire que des pores congestionnés aggravent l'ensemble de vos problèmes de peau et accélèrent également les effets de l'âge.

Ingrédients

> ½ cuillère à café de charbon actif

> ¾ de cuillère à café d'huile de jojoba

> 1 cuillère à soupe d'argile verte

> 2 cuillères à soupe de graines de tournesol finement moulues

Préparation

Passez tous les ingrédients au mixeur. Vous pouvez commencer par mixer le charbon actif puis ajouter ensuite le reste des ingrédients pour mixer encore et finaliser votre soin nettoyant.

Transférez votre soin nettoyant et exfoliant dans un petit récipient hermétique, idéalement un petit pot en verre.

Utilisation : Lavez votre visage avec une petite quantité de nettoyant. Vous devrez probablement diluer votre pâte de nettoyage avec une demi-cuillère d'eau avant de pouvoir l'étaler facilement sur votre visage. Rincez soigneusement après utilisation.

Conservation : Conservez votre soin au réfrigérateur pendant une vingtaine de jours. Il est possible de préparer une quantité plus importante de soin et le congeler afin de l'utiliser ultérieurement. Ce nettoyant peut être congelé pendant 4 à 8 mois. Remplissez un bac à glaçons avec le produit et décongelez un cube lorsque vous en avez besoin.

Fréquence d'utilisation : Quotidienne, matin et soir.

Lorsqu'on y regarde de plus près

Le charbon actif, produit à des fins médicinales, est différent du charbon de bois utilisé pour votre barbecue. On apprécie son aptitude à fixer et retenir les toxines contenues dans nos épidermes.

Nettoyant Quinoa

Production : Approximativement 115 grammes

Temps de préparation : 15 minutes

Recommandation : Contre le vieillissement de la peau, les peaux ternes ou en manque d'éclat

Le Quinoa nourrit les acides aminés de votre peau, ce qui permet de renforcer votre tissu conjonctif et donc préserver l'élasticité de votre peau. Le lait de brebis adoucit les rides et ridules et procure à la peau avec un puissant apport d'acides gras essentiels. Les graines de courge éliminent les cellules mortes de la peau et sont aussi une bonne source d'acides gras essentiels si nécessaires à votre peau.

Ingrédients

> 2 cuillères à soupe + 2 cuillères à café de farine de quinoa

> 2 cuillères à soupe de lait de brebis

> 2 cuillères à café de graines de courge finement broyées

> 2 cuillères à café de sel de mer

Préparation

Passez tous les ingrédients au mixeur. Vous pouvez commencer par mixer les graines de courge puis ajouter ensuite le reste des ingrédients pour mixer encore et finaliser votre soin nettoyant.

Transférez votre soin nettoyant et exfoliant dans un petit récipient hermétique, idéalement un petit pot en verre.

Utilisation : Lavez votre visage avec une petite quantité de nettoyant. Rincez soigneusement.

Conservation : Conservez votre soin au réfrigérateur pendant une dizaine de jours, 2 semaines au maximum.

Fréquence d'utilisation : Quotidienne, deux fois par jour.

Lorsqu'on y regarde de plus près

Si vous êtes végétalien ou végan, remplacez le lait de brebis par du lait de soja. Faites des essais pour voir ce qui fonctionne pour vous en gardant à l'esprit que l'ingrédient actif peut se trouver dans l'ingrédient d'origine animale.

Nettoyant Banane

Production : Approximativement 115 grammes

Temps de préparation : 15 minutes

Recommandation : Ralentit le vieillissement et assouplit la peau

Le potassium qu'on trouve dans les bananes hydrate votre peau. Les vitamines A, B, C et E qu'on trouve dans les bananes protègent votre peau du vieillissement en améliorant sa capacité à produire du collagène et à réguler sa production de sébum mais aussi, et surtout, en luttant contre le stress oxydatif.

Ingrédients

> 2 cuillères à soupe de farine de banane

> 1 cuillère à soupe + 1 ½ cuillères à café de poudre de lait de brebis, de chèvre ou de soja

> 2 cuillères à soupe de poudre de lucuma

> ¼ de banane réduite en purée (optionnel, pour améliorer l'effet hydratant)

Préparation :

Ajoutez les ingrédients dans un bol et mélangez soigneusement. Si vous ajoutez le quart de banane fraîche, passez tous les ingrédients au mixeur.

Transférez ensuite votre soin nettoyant et exfoliant dans un petit récipient hermétique, idéalement un petit pot en verre.

Utilisation : Lavez votre visage avec une petite quantité de nettoyant. Rincez soigneusement.

Conservation : Conservez votre soin au réfrigérateur pendant 3 semaines maximum si vous n'utilisez pas de banane fraîche, 10 jours si vous ajoutez le quart de banane. Vous pouvez préparer une quantité supérieure et la congeler pour une utilisation ultérieure. Remplissez un bac à glaçons avec le produit et décongelez un cube lorsque vous en avez besoin. Vous pouvez conserver ce mélange au congélateur entre 4 et 8 mois .

Fréquence d'utilisation : Quotidienne, matin et soir.

Lorsqu'on y regarde de plus près

La poudre de Lucuma est tirée d'un fruit originaire d'Amérique du Sud. D'une consistance proche de celle d'un jaune d'œuf dur, ce fruit possède un goût unique et sucré. Riche en nutriments comme le fer, le zinc et la vitamine B3, la poudre de lucuma représente un ingrédient idéal pour un produit de beauté. S'il vous reste de la poudre de lucuma en trop, utilisez-la comme produit sucrant.

Nettoyant Coco

Voici un fruit dont chacun des composants pris séparément offrent des effets très bénéfiques pour votre peau. Notez que la combinaison de leurs effets a un potentiel encore plus puissant. Ici, nous ajoutons l'effet exfoliant de la chair de noix de coco aux acides gras essentiels et antioxydants contenus à la fois dans le lait et le beurre de coco.

Le résultat ? Un nettoyant à la noix de coco où les acides gras essentiels évacuent la saleté accumulée dans votre épiderme tandis que la farine et la noix de coco râpée éliminent mécaniquement les cellules mortes de votre peau.

Production : Approximativement 115 grammes

Temps de préparation : 20 minutes

Recommandation : Peau déshydratée

Ingrédients

> 4 cuillères à café de chair de noix de coco brute râpée

> 1 cuillère à café de beurre de coco

> 4 cuillères à café de lait de coco

> 4 cuillères à café de farine de coco

Préparation

Mixez la noix de coco râpée jusqu'à obtenir de minuscules morceaux de la taille d'une tête d'épingle.

Faites fondre le beurre de noix de coco au bain-marie à feu très doux.

Ajouter le beurre fondu au reste des ingrédients dans le mixeur. Mélangez sommairement.

Transférez votre soin dans un petit récipient hermétique, idéalement un petit pot en verre.

Utilisation : Lavez votre visage avec une petite quantité de nettoyant. Rincez soigneusement.

Conservation : Conservez votre soin au réfrigérateur pendant une dizaine de jours, 2 semaines au maximum. Vous pouvez préparer une quantité supérieure et la congeler pour une utilisation ultérieure. Remplissez un bac à glaçons avec le produit et décongelez un cube lorsque vous en avez besoin. Vous pouvez conserver ce mélange au congélateur entre 4 et 8 mois .

Fréquence d'utilisation : Quotidienne, matin et soir.

Nettoyant Détox

Production : Approximativement 115 grammes

Temps de préparation : 15 minutes

Recommandation : Élimination des produits chimiques accumulés, nettoyage des pores

Il est impératif de détoxifier votre peau, et cela, peu importe votre type de peau. Garder vos pores libres de toute impureté et restaurer le bon niveau d'acidité de votre épiderme est essentiel. Le vinaigre de cidre va faciliter le retour à son taux d'acidité naturel à votre peau et faciliter l'élimination des cellules mortes et de l'excès de sébum.

La pomme offre une teneur élevée en acide malique, un hydroxyle alpha qui éclaircit le teint, stimule la production de collagène et élimine les peaux mortes. L'ajout de lavande et d'hydrolat de romarin permet à votre peau de mieux combattre les germes qui la menacent.

Ingrédients

> 4 cuillères à café de jus de pomme

> 4 cuillères à café d'hydrolat de lavande ou de romarin

> 2 cuillères à café de vinaigre de cidre

> 2 cuillères à café de miel

> 1 cuillère à café de lait de soja

> 4 cuillères à soupe de farine de quinoa

Préparation

Passez tous les ingrédients au mixeur une dizaine de secondes pour obtenir la consistance adéquate. Ajoutez tous les ingrédients, mixez et finaliser votre soin nettoyant.

Transférez votre soin nettoyant et exfoliant dans un petit récipient hermétique, idéalement un petit pot en verre.

Utilisation : Lavez votre visage avec une petite quantité de nettoyant. Rincez soigneusement.

Conservation : Conservez votre soin au réfrigérateur pendant une dizaine de jours, 2 semaines au maximum. Vous pouvez préparer une quantité supérieure et la congeler pour une utilisation ultérieure. Remplissez un bac à glaçons avec le produit et décongelez un cube lorsque vous en avez besoin. Vous pouvez conserver ce mélange au congélateur entre 4 et 8 mois .

Fréquence d'utilisation : Quotidienne, matin et soir.

Ingrédients de remplacement : L' hydrolat de lavande ou de romarin peut être remplacé par de l'eau distillée.

Nettoyant au Miel & Graine de Chia

Production : Approximativement 115 grammes

Temps de préparation : 15 minutes (n'inclut pas le temps de faire le thé)

Recommandation : Tous les types de peau.

Voici un nettoyant polyvalent. Débordant d'acides gras essentiels et d'acides aminés, les graines de chia présentent également d'excellentes aptitudes exfoliantes. L'ajout de jus de citron apporte des bio-flavonoïdes qui sont merveilleux pour votre peau, la présence de miel apaise, adoucit, répare et hydrate tandis que le thé rooibos équilibre le niveau d'acidité de votre peau.

Ingrédients

> 1½ cuillères à soupe de thé rooibos, infusé et qu'on aura laissé refroidir

> 1 cuillère à soupe de graines de chia

> 4 cuillères à soupe de miel

> ¾ de cuillère à café de jus de citron

Préparation

Mélangez le thé et les graines de chia dans un petit bol. Laissez le mélange reposer 5 minutes.

Ajoutez alors le miel et le jus de citron. Mélangez soigneusement.

Si le mélange est trop épais, attendez quelques heures que les graines de chia trempent («fleurissent»), puis ajoutez une autre cuillère à café de thé.

Transférez votre soin nettoyant et exfoliant dans un petit récipient hermétique, idéalement un petit pot en verre.

Utilisation : Lavez votre visage avec une petite quantité de nettoyant. Rincez soigneusement.

Conservation : Conservez votre soin au réfrigérateur pendant une dizaine de jours, 2 semaines au maximum. Vous pouvez préparer une quantité supérieure et la congeler pour une utilisation ultérieure. Remplissez un bac à glaçons avec le produit et décongelez un cube lorsque vous en avez besoin. Vous pouvez conserver ce mélange au congélateur entre 4 et 8 mois .

Fréquence d'utilisation : Quotidienne, matin et soir.

Lorsqu'on y regarde de plus près

Dépourvu de caféine, le thé rooibos est originaire d'Afrique du Sud où il était déjà très populaire avant de conquérir le reste du monde. Le thé Rooibos contient énormément de vitamine C, un composant que votre peau adore littéralement.

On dit des graines de Chia qu'elles «fleurissent» lorsqu'on les laisse tremper dans un liquide (généralement de l'eau, mais cela peut être un autre liquide). Lorsque vous ingérez des graines de chia entières «fleuries», elles diffusent les nutriments qui les composent pendant des heures dans votre organisme.

Lentement décomposés, ces nutriments réduisent les pics glycémiques avant d'être complètement absorbés par votre corps. Vous vous sentez alors rassasié plus longtemps. De même, l'humidité absorbée par ces graines de Chia trempées va se libérer très lentement, maintenant votre hydratation à son niveau optimal.

Attention si vous ingérez régulièrement des graines de Chia non trempées : elles peuvent finir par vous déshydrater de l'intérieur.

Nettoyant aux Huiles Multiples

Production : Approximativement 115 grammes

Temps de préparation : 15 minutes

Recommandation : Tous les types de peau

L'utilisation d'huile pour nettoyer votre peau permet d'attirer naturellement les corps gras qui obstruent les pores de votre peau. Vous pouvez le constater au quotidien sur les carrés de coton qui vous servent à démaquiller et nettoyer votre peau. Parfaite pour enlever le maquillage et les saletés de la surface de votre peau, cette combinaison d'huiles rétablit également le niveau idéal de gras pour votre peau. La vitamine C et les acides gras essentiels qu'elle fournit vous permet de conserver votre peau jeune et éclatante.

Ingrédients

> 4 cuillères à soupe d'huile de jojoba

> 2 cuillères à soupe d'huile de tournesol

> 2 cuillères à café d'huile d'avocat

> 1 cuillère à café d'huile d'argan (facultatif)

> 1 cuillère à café d'huile de fleur d'oranger (optionnel)

> 1 cuillère à café d'huile de camélia (optionnel)

Préparation

Ajoutez les ingrédients dans un petit bol et mélangez soigneusement.

A l'aide d'un entonnoir, transférez votre soin nettoyant aux huiles multiples dans un petit récipient hermétique, idéalement un petit pot en verre.

Utilisation : Lavez votre visage avec une petite quantité de nettoyant. Rincez soigneusement.

Conservation : Vous pouvez conserver votre soin au réfrigérateur pendant 3 à 5 mois.

Fréquence d'utilisation : Quotidienne, matin et soir.

Nettoyant Cacao

Production : Approximativement 115 grammes

Temps de préparation : 15 minutes

Recommandation : Effet anti-âge

La poudre de cacao est riche en antioxydants et possède d'étonnantes propriétés anti-âge. Il en va de même avec le lucuma et les noix. Ajoutez du lait de brebis en poudre, et votre peau sera à la fois douce et bien protégée.

Ingrédients

> 1 cuillère à soupe de poudre de cacao

> 3 cuillères à soupe de lait de brebis en poudre

> 2 cuillères à soupe de poudre de lucuma

> 2 cuillères à soupe de noix finement broyées

Préparation

Passez tous les ingrédients au mixeur.

Transférez votre soin nettoyant et exfoliant dans un petit récipient hermétique, idéalement un petit pot en verre.

Utilisation : Lavez votre visage avec une petite quantité de nettoyant. Rincez soigneusement.

Ajoutez quelques gouttes d'eau distillée pour diluer le mélange et en faire une pâte (l'eau distillée va également faciliter l'activation du soin).

Ajoutez ½ cuillère à café de mélange sec à ⅛ de cuillère à café d'eau distillée pour obtenir une pâte que vous diluerez ensuite dans ½ à 1 cuillère à café pour obtenir votre soin nettoyant.

Conservation : Conservez votre soin dans un endroit frais et sombre pendant 3 semaines.

Fréquence d'utilisation : Quotidienne, matin et soir.

Lorsqu'on y regarde de plus près

Si vous êtes allergique aux noix, supprimez-les de la recette. Les acides gras essentiels nécessaires sont également présents dans le lait de brebis et la poudre de lucuma représente un exfoliant suffisant.

Nettoyant Chanvre

Production : Approximativement 115 grammes

Temps de préparation : 15 minutes

Recommandation : Tous les types de peau

Le chanvre est riche en acides aminés et en oméga 3. L'argile verte permet d'éclaircir le teint. Les acides aminés et oméga 3 présents dans cette préparation permettent de réparer et restaurer votre peau.

Ingrédients

> 2 cuillères à café de fleurs de lavande

> 1 cuillère à soupe + 1 cuillère à café de farine de chanvre

> 1 cuillère à soupe + 1 cuillère à café d'argile verte

Ajoutez quelques gouttes d'eau distillée pour diluer le mélange et en faire une pâte (l'eau distillée va également faciliter l'activation du soin).

Ajoutez ½ cuillère à café de mélange sec à ⅛ de cuillère à café d'eau distillée pour obtenir une pâte que vous diluerez ensuite dans ½ à 1 cuillère à café pour obtenir votre soin nettoyant.

Préparation

Passez tous les ingrédients au mixeur. Vous pouvez commencer par mixer les fleurs de lavande puis ajoutez ensuite le reste des ingrédients pour mixer encore et finaliser votre soin nettoyant.

Transférez votre soin nettoyant et exfoliant dans un petit récipient hermétique, idéalement un petit pot en verre.

Utilisation : Lavez votre visage avec une petite quantité de nettoyant. Rincez soigneusement.

Conservation : Conservez votre soin au réfrigérateur pendant 3 semaines maximum. Vous pouvez préparer une quantité supérieure et la congeler pour une utilisation ultérieure. Remplissez un bac à glaçons avec le produit et décongelez un cube lorsque vous en avez besoin. Vous pouvez conserver ce mélange au congélateur entre 4 et 8 mois .

Fréquence d'utilisation : Quotidienne, matin et soir.

Lorsqu'on y regarde de plus près

Bien qu'il soit effectivement de la même famille que le cannabis, le chanvre ne possède pas ses propriétés psychotropes. Une fois pressé, il produit une huile visqueuse, plus lourde que la plupart des huiles végétales mais qui se révèle non grasse et facilement absorbée par la peau. L'huile de chanvre est particulièrement recommandée si vous avez la peau sèche ou pour lutter efficacement contre l'acné et le psoriasis.

Démaquillant Tournesol & Jojoba

Production : Approximativement 60 grammes

Temps de préparation : 15 minutes

Recommandation : Tous types de peau

L'huile de jojoba, c'est le liquide qui ressemble le plus fortement au sébum sécrété de façon naturelle par notre peau. Utilisé dans vos soins, il va retirer les impuretés et équilibrer votre production de gras. Équilibrer cette production est la clé du maintien de pores clairs et sains. La règle de base à intégrer lorsque vous utilisez des nettoyants à base d'huile, c'est que l'huile va attirer les impuretés et y adhérer, les supprimant ainsi de votre épiderme. Toutes les huiles ne vont pas permettre d'équilibrer votre production de sébum, mais tous les soins présentés dans ce livre, oui ! Cela comprend la recette de ce démaquillant au tournesol et Jojoba.

Ingrédients

> 1 cuillère à soupe d'huile de tournesol

> 1 cuillère à soupe d'huile de jojoba

> 2 cuillères à café d'huile d'avocat

> 2 cuillères à café d'huile d'abricot

Préparation

Ajoutez les ingrédients dans un bol et mélangez soigneusement.

Transférez ensuite votre démaquillant dans un petit récipient hermétique, idéalement un petit pot en verre. Un flacon comportant un bouchon compte-gouttes sera pratique dans ce cas précis, car il facilitera la répartition du soin sur un carré de coton et le rendra encore plus désirable si vous choisissez de l'offrir en cadeau.

Utilisation : Imbibez un carré de coton avec une petite quantité de démaquillant. Essuyez alors doucement votre visage avec le coton imbibé avant de rincer soigneusement votre peau.

Vous pouvez choisir (ou pas) de nettoyer votre peau ensuite.

Conservation : Conservez dans un endroit frais et sec pendant 3 mois.

Fréquence d'utilisation : Quotidienne, matin et soir.

Lorsqu'on y regarde de plus près

Utilisé communément pour la cuisson, l'huile de tournesol n'est pas souvent recommandée pour les soins cosmétiques. C'est une erreur : Cette huile est riche en acide linoléique, ainsi qu'en acide oléique, acide palmitique, lécithine et également en vitamines A, D, et E. J'adore ajouter de l'huile de tournesol à mes préparations car elle est très facile à trouver et se révèle merveilleuse pour tous les types de peau. Je recommande de ne la conserver que 3 mois lorsque vous la destinez à vos préparations cosmétiques. Ceci dit, elle peut toujours vous être utile en cuisine (cuisson) après cette date.

Cotons Démaquillants Huile et Thé

Production : Approximativement 25 cotons démaquillants

Temps de préparation : 20 minutes

Recommandation : Tous les types de peau.

Ces cotons démaquillants pré-imbibés sont faciles à faire et à utiliser. Ils sont parfaits lorsque vous voyagez. L'ajout de thé vert ou blanc améliore leur action anti-âge.

Ingrédients

> 1¼ cuillère à café d'huile de ricin

> ½ cuillère à café d'huile de tournesol

> ¾ de cuillère à café d'huile de jojoba

> ¾ de cuillère à café d'huile d'avocat

> 2½ cuillères à soupe de thé vert ou blanc (ou un mélange), que vous aurez laissé refroidir

> 25 carrés de coton

Préparation

Versez les huiles dans un verre mesureur, mélangez «énergiquement».

Ajoutez ensuite le thé puis mélangez à nouveau.

Imbibez les carrés par lots de 5, en les trempant dans le mélange huile-thé jusqu'à ce que le mélange soit absorbé par les cotons. Assurez-vous que le mélange pénètre bien tous les carrés de cotons. Avant de les ranger dans une pochette hermétique pressez-les un peu afin d'éliminer l'excès éventuel de produit.

Transférez alors les carrés imbibés dans un récipient, ou une pochette hermétique.

Fréquence d'utilisation : Quand vous souhaiterez vous démaquiller, prélevez un carré de coton imbibé.

Conservation : Conservez votre soin au réfrigérateur pendant une ou 2 semaines au maximum.

Lorsqu'on y regarde de plus près

Le thé ajouté à cette recette lui apporte un effet anti-âge supplémentaire. En imbibant les carrés de coton, le thé facilite l'application d'huile sur votre peau.

Lotion Tonifiante à la Menthe

Production : Approximativement 115 grammes

Temps de préparation : 30 minutes

Recommandation : Tous types de peau

La menthe stimule la circulation sanguine de votre peau et l'Aloé Vera apaise et répare votre épiderme. Une fois que vous aurez essayé ce tonifiant, il ne vous quittera plus. Il est particulièrement efficace pour éliminer les petites imperfections de votre peau. Attention toutefois si vous souffrez de rosacée, ce n'est pas un tonifiant qui vous conviendra. En effet, la menthe a tendance à augmenter les rougeurs de la peau.

Ingrédients

Pour le Thé :

> 1 tasse d'eau distillée

> 1 sachet de thé à la menthe

> 1 cuillère à café de romarin frais ou séché

Pour le tonifiant :

> ½ cuillère à soupe de jus d'Aloé Vera

> ¼ tasse d'hydrosol d'hamamélis

> ¼ tasse du thé préparé selon les instructions suivantes

Préparation

Dans une petite casserole, laissez mijoter à feu doux l'eau, le sachet de thé et le romarin jusqu'à ce que le contenu réduise de moitié. Filtrez ensuite votre thé et laissez-le refroidir.

Dans un bol de taille moyenne, versez le jus d'Aloé Vera, l'hydrosol d'hamamélis et un quart de tasse de votre thé à la menthe.

Ajoutez alors le romarin puis mélangez soigneusement le tout.

En vous aidant éventuellement d'un petit entonnoir, transférez votre tonifiant dans un petit récipient hermétique, idéalement un petit pot en verre.

Utilisation : Quotidienne, matin et soir. Humidifiez légèrement un carré de coton et passez la lotion sur votre visage et votre cou, ou vaporisez la lotion à l'aide d'un vaporisateur.

Conservation : Conservez votre soin au réfrigérateur pendant une dizaine de jours, 2 semaines au maximum.

Lorsqu'on y regarde de plus près

L'Aloé est disponible sous de nombreuses formes. Les recettes de ce livre en utilisent un certain nombre comme le jus ou le gel. La consistance peut légèrement affecter l'efficacité du soin, qui peut varier suivant les bénéfices que vous attendez de votre produit.

Néanmoins, pas de panique, cela n'affecte pas négativement les autres bénéfices de votre composition.

Si vous choisissez de n'utiliser qu'une seule forme (par exemple le jus d'Aloé Vera, qui sera le plus facile à trouver dans le commerce), sachez que si on laisse de côté la consistance (évidemment plus liquide), les soins réalisés à partir de jus d'Aloé Vera ont les mêmes qualités que ceux réalisés avec du gel d'Aloé Vera.

Lotion Tonifiante au Concombre

Cette Lotion Tonique rafraîchissante restaure l'équilibre acide de votre peau, en éliminant au passage les bactéries et les peaux mortes qui encombrent votre épiderme. Le concombre réduit les inflammations éventuelles, ce qui représente une aptitude très utile à ceux d'entre nous qui luttent contre l'acné.

Production : Approximativement 115 grammes

Temps de préparation : 15 minutes (n'inclut pas la nuit de trempage)

Recommandation : Tous les types de peau

Ingrédients

> ½ concombre, coupé en fines tranches

> ¾ tasse d'eau distillée

> ¼ tasse de vinaigre de cidre

Préparation

Placez vos tranches de concombre dans un bocal en verre. Ajoutez l'eau et laissez tremper toute une nuit. Égouttez et jetez (ou réutilisez) les concombres.

Dans un bol de taille moyenne, mélangez le vinaigre de cidre de pomme et toute l'eau de concombre. Mélangez soigneusement.

À l'aide d'un entonnoir, transférez dans un petit récipient hermétique, idéalement un petit pot en verre.

Utilisation : Humidifiez légèrement un carré de coton avec la lotion et passez-la sur votre visage et votre cou, ou utilisez un vaporisateur..

Conservation : Conservez votre soin au réfrigérateur pendant une dizaine de jours, 2 semaines au maximum.

Fréquence d'utilisation : Quotidienne, matin et soir.

Lorsqu'on y regarde de plus près

L'alcool est un ingrédient que vous retrouvez régulièrement dans la composition des tonifiants du commerce. C'est une pratique terrible, d'après moi, car l'alcool sèche et déshydrate la peau ce qui accélère son vieillissement. A l'inverse, les recettes de lotions tonifiantes que vous trouverez dans ce livre vont vous permettre d'éliminer vos problèmes de peau en toute sécurité, naturellement et efficacement.

Lotion Tonifiante au Thé

Voici un triple festin pour votre peau : le thé est riche en antioxydants qui combattent les dommages oxydatifs, protègent le collagène, et offrent des avantages anti-âge. Lorsque vous utilisez du thé pour une recette, privilégiez les thés non aromatisées.

Production : Approximativement 115 grammes

Temps de préparation : 30 minutes (n'inclut pas la préparation du Thé)

Recommandation : Pour les peaux matures

Ingrédients

Pour le Thé :

> 2 tasses d'eau distillée

> 1 sachet de thé vert

> 1 sachet de thé noir

> 1 sachet de thé blanc

Pour le tonique :

> ⅛ tasse de vinaigre de cidre

> ½ tasse de thé infusé

Préparation

A feu très doux, laissez mijoter l'eau et les sachets de thé jusqu'à ce que le contenu ai réduit de moitié. Retirez alors les sachets de thé et laissez refroidir.

Dans un bol de taille moyenne, ajoutez ½ tasse de thé et le vinaigre de cidre. Mélangez soigneusement.

À l'aide d'un entonnoir, transférez dans un petit récipient hermétique, idéalement un petit pot en verre.

Utilisation : Humidifiez légèrement un carré de coton avec la lotion et passez-le sur votre visage et votre cou, ou utilisez un vaporisateur.

Conservation : Conservez votre soin au réfrigérateur pendant une dizaine de jours, 2 semaines au maximum. Vous pouvez préparer une quantité supérieure et la congeler pour une utilisation ultérieure. Remplissez un bac à glaçons avec le produit et décongelez un cube lorsque vous en avez besoin. Vous pouvez conserver ce mélange au congélateur entre 4 et 8 mois .

Fréquence d'utilisation : Quotidienne, matin et soir.

Lorsqu'on y regarde de plus près

Le vinaigre de cidre est l'un de mes ingrédients préféré. Il a de nombreux avantages, comme celui de rétablir l'équilibre acide de votre peau mais aussi celui de restaurer son «manteau acide», c'est-à-dire la barrière entre votre peau et le monde extérieur. Ce manteau acide protège votre peau et la rend moins vulnérable aux dommages causés par l'environnement, comme la pollution ou le soleil. Le vinaigre de cidre renforce la résistance de votre peau à la déshydratation et empêche le développement des bactéries et des champignons. Enfin, il offre une action exfoliante en éliminant les cellules mortes de votre peau.

Lotion Tonifiante à la Fleur d'Oranger

Production : Approximativement 115 grammes

Temps de préparation : 15 minutes (n'inclut pas la nuit de repos)

Recommandation : Pour les peaux matures

Voila une lotion tonifiante originale : la fleur d'Oranger fait des merveilles pour réduire les rougeurs et son parfum calme les plus nerveux d'entre nous.

Ingrédients

> ¼ de concombre, coupé en tranches minces

> ¼ tasse d'eau distillée

> ⅛ tasse + 1 cuillère à soupe d'hydrolat de Fleur d'Oranger

> 1½ cuillère à soupe de vinaigre de cidre

Préparation

Disposez vos tranches de concombre dans un pot en verre. Ajoutez ensuite l'eau et laissez tremper toute une nuit. Le lendemain, filtrez l'eau et jetez le concombre.

Dans un bol, ajoutez l'eau de concombre aux autres ingrédients. Mélangez soigneusement.

En vous aidant d'un entonnoir, transférez le mélange dans un récipient hermétique, idéalement un petit pot en verre.

Utilisation : Quotidienne, matin et soir. Humidifiez légèrement un carré de coton et passez la lotion sur votre visage et votre cou, ou vaporisez la lotion à l'aide d'un flacon muni d'un vaporisateur.

Conservation : Conservez votre soin au réfrigérateur pendant une dizaine de jours, 2 semaines au maximum.

Lorsqu'on y regarde de plus près

L'hydrosol ou Hydrolat de Néroli ou de fleur d'Oranger est un sous-produit de la distillation des fleurs de l'oranger. Les huiles essentielles, résultat de cette distillation peuvent être caustiques et ne doivent être utilisées qu'en petites quantités et uniquement dans certains cas bien précis.

Les hydrolats et hydrosols ont le parfum et les attributs aromathérapiques des huiles essentielles sans en posséder la causticité.

Mais ne vous y trompez pas, ces eaux sont de puissantes alliées pour votre peau.

Attention toutefois à ne pas vous laisser abuser par les faussaires et autre marchands malhonnêtes.

Fuyez tous les hydrolats impurs, dilués, à base d'eau ou d'alcool, pollués, additionnés de conservateurs, de solvants ou d'autres additifs.

Un bon hydrolat se doit d'être présenté comme «pur» et «microfiltré». Sa composition, dont le détail figure sur l'étiquette qui l'accompagne ne doit laisser aucun doute sur sa composition.

Lotion Tonique Aloé & Concombre

Quantité : Environ 115 grammes

Temps de préparation : 15 minutes (n'inclut pas la nuit de réfrigération)

Recommandation : Tous types de peaux

Le trio magique Aloé Vera, concombre et hamamélis fait merveille quel que soit le type de votre peau. Utilisée seule, l'hamamélis pure est miraculeuse pour la peau, mais lorsque vous la combinez à l'Aloé Vera et au concombre, ses effets s'accentuent. Cette Lotion Tonique est non seulement adoucissante mais aussi anti-inflammatoire et anti-âge.

Ingrédients

> 2 tranches de concombre, coupées finement

> 3 cuillères à soupe d'eau distillée

> 180 ml d'hydrolat d'hamamélis pur

> 1 cuillère à soupe de jus d'Aloé Vera

Préparation

Disposez vos tranches de concombre dans un pot en verre. Ajoutez ensuite l'eau et laissez tremper toute une nuit. Le lendemain, filtrez l'eau et jetez (ou réutilisez) le concombre.

Dans un bol, ajoutez l'eau de concombre aux autres ingrédients. Mélangez soigneusement.

En vous aidant d'un entonnoir, transférez le mélange dans un récipient hermétique.

Fréquence d'utilisation : Quotidienne, matin et soir. Humidifiez légèrement un carré de coton et passez la lotion sur votre visage et votre cou, ou vaporisez la lotion à l'aide d'un vaporisateur.

Conservation : Conservez votre soin au réfrigérateur pendant une dizaine de jours, 2 semaines au maximum.

Lorsqu'on y regarde de plus près

L'Aloé Vera n'est pas exactement un produit «nouveau» dans les soins cosmétiques. Depuis des siècles, on l'utilise pour traiter certaines agressions cutanées et en particulier les coups de soleil. On peut le manger, mais c'est surtout appliqué localement qu'il est efficace pour les cheveux, les ongles et évidemment le visage. Les Égyptiens l'appelaient la «plante d'immortalité.»

Lotion Tonique au Jus de Pomme, Vin pétillant & Bière

Production : Approximativement 115 grammes

Temps de préparation : 15 minutes

Recommandation : Tous types de peau, mais TESTEZ la lotion avant de l'utiliser régulièrement

La levure contenue dans la bière facilite l'élimination des bactéries et ralentit la production de sébum tandis que le jus de pomme, grâce à l'acide malique qu'il contient, exfolie votre peau. Le vin pétillant va permettre à votre peau de retrouver son taux d'acidité optimal. Ce trio exceptionnel élimine vos peaux mortes et restaure le lustre de votre peau de façon étonnante.

Ingrédients

> ½ cuillère à café de jus de pomme

> 1 cuillère à café de vin pétillant

> ½ tasse d'hydrolat de fleur d'Oranger

> 1 cuillère à café de bière

Préparation

Mélangez tous les ingrédients dans un bol de taille moyenne, et mélangez soigneusement.

À l'aide d'un entonnoir, transférez votre lotion dans un petit récipient hermétique, idéalement un petit pot en verre.

Fréquence d'utilisation : Quotidienne, matin et soir. Humidifiez légèrement un carré de coton et passez la lotion sur votre visage et votre cou, ou vaporisez la lotion à l'aide d'un vaporisateur.

Conservation : Conservez votre soin au réfrigérateur pendant une dizaine de jours, 2 semaines au maximum.

Lorsqu'on y regarde de plus près

Lors du choix de la bière et du vin pétillant, ne choisissez pas les plus coûteux. Le prix ne permet pas d'améliorer les bénéfices que ces ingrédients apportent à votre peau. Contentez-vous des premiers prix !

Lotion Tonique au Thé & Vinaigre

Production : Approximativement 115 grammes

Temps de préparation : 15 minutes (n'inclut pas le temps de préparation du thé)

Recommandation : Tous les types de peaux, excellent pour les peaux tâchées

Gardez des pores propres et nets est essentiel pour conserver une peau saine. Cette alliance de thé et de vinaigre est idéale pour déboucher vos pores, ce qui réduit le risque d'éruptions cutanées.

Ingrédients

> ¼ de tasse + 2 cuillères à soupe de thé rooibos, infusé et qu'on aura laissé refroidir

> ⅛ de tasse de vinaigre de cidre

Préparation

Versez le thé et le vinaigre dans un bol de taille moyenne et mélangez soigneusement.

À l'aide d'un entonnoir, transférez votre lotion dans un petit récipient hermétique, idéalement un petit pot en verre.

Fréquence d'utilisation : Quotidienne, matin et soir. Humidifiez légèrement un carré de coton et passez la lotion sur votre visage et votre cou, ou vaporisez la lotion à l'aide d'un vaporisateur.

Conservation : Conservez votre soin au réfrigérateur pendant une dizaine de jours, 2 semaines au maximum.

Ingrédients de remplacement

A la place du thé rooibos, vous pouvez utiliser du thé à la camomille (recommandé pour les peaux sensibles), du thé vert (pour ses qualités anti-âge), ou du thé Honeybush, qui permettra de lutter contre vos éventuels problèmes d'acné.

Lotion Tonique à la Fleur d'Églantier et aux Agrumes

Production : Approximativement 115 grammes

Temps de préparation : 15 minutes (n'inclut pas le temps de préparation du thé)

Recommandation : Peaux matures, mais TESTEZ la lotion avant de l'utiliser régulièrement

Le mariage de l'églantier et des agrumes représente une solution anti-âge idéale. Le zeste de citron est truffé de bio flavonoïdes et de vitamines qui, associés à l'églantier, vont protéger le collagène de la peau et ralentir le vieillissement.

Ingrédients

Pour le thé :

> 1 tasse d'eau distillée

> 4 fleurs d'églantier fraîches, coupées en morceaux ou 1 sachet de thé d'églantier

> 2 cuillères à café de zeste de citron

Pour le tonique :

> ½ cuillère à café de jus de citron

> ½ tasse de thé infusé

Préparation

A feu doux, laissez mijoter l'eau, les fleurs d'églantiers (ou le sachet de thé d'églantier) et le zeste de citron jusqu'à ce que le liquide réduise de moitié. Laissez ensuite refroidir le thé.

Ajoutez ensuite le jus de citron au thé.

À l'aide d'un entonnoir, transférez dans un récipient, idéalement un petit pot en verre.

Fréquence d'utilisation : Quotidienne, matin et soir. Humidifiez légèrement un carré de coton et passez la lotion sur votre visage et votre cou, ou vaporisez la lotion à l'aide d'un vaporisateur.

Conservation : Conservez votre soin au réfrigérateur pendant une dizaine de jours, 2 semaines au maximum.

Lotion Tonique au Concombre, au Citron & au Thé

Production : Approximativement 115 grammes

Temps de préparation : 15 minutes (n'inclut pas le temps de préparation du thé, ni la nuit de réfrigération)

Recommandation : Tous les types de peau

Cette recette combine les avantages du vinaigre de cidre et du citron. Le premier va rétablir votre niveau de pH et est riche en vitamines A, B2, B6, C et E, ainsi qu'en acide alpha-hydroxylé. Le citron, lui, va apporter sa richesse en bio-flavonoïde et enfin le thé apporte sa capacité à réduire l'inflammation. En un mot, un merveilleux tonique anti-âge.

Ingrédients

> ½ tasse d'eau distillée

>1 sachet de camomille, de thé vert, blanc, ou rooibos

>3 tranches de concombre, coupés finement

>2 zestes de citron

>⅛ tasse de vinaigre de cidre

Préparation

A feu doux, faites bouillir l'eau. Versez ensuite cette eau dans un récipient de taille moyenne avant d'y ajouter le sachet de thé. Laissez infuser 10 minutes, puis retirez le sachet de thé et laissez enfin refroidir complètement.

Disposez le concombre, les zestes de citron et le thé froid dans un récipient hermétiquement clos. Fermez et laissez refroidir au réfrigérateur une nuit entière.

Le lendemain, retirez les concombres et les zestes de citron et ajoutez le vinaigre. Refermez le récipient et mélangez énergiquement, en secouant le tout.

À l'aide d'un entonnoir, transférer dans un récipient hermétique, idéalement un petit pot en verre.

Fréquence d'utilisation : Quotidienne, matin et soir. Humidifiez légèrement un carré de coton et passez la lotion sur votre visage et votre cou, ou vaporisez la lotion à l'aide d'un vaporisateur.

Conservation : Conservez votre soin au réfrigérateur pendant une dizaine de jours, 2 semaines au maximum.

Ingrédients de remplacement

Si l'odeur de vinaigre de cidre vous incommode, vous pouvez utilisez une quantité inférieure de vinaigre et plus de thé. Sachez néanmoins que les effets bénéfiques seront amoindris d'autant. Pour un effet optimal, il vous faudra utiliser ⅛ de tasse, comme indiqué dans la recette.

Lotion Tonique à l'Acide Salicylique

Production : Approximativement 115 grammes

Temps de préparation : 30 minutes

Recommandation : Peaux grasses ou tâchées

L'écorce de saule offre de l'acide salicylique sous une forme naturelle. Cet acide est présent sur le marché dans de nombreux produits contre l'acné. Associée à l'hydrolat d'hamamélis et au vinaigre de cidre, cette lotion tonifiante diminue le nombre d'éruptions cutanées et prévient la formation de boutons.

Ingrédients

<u>Pour le thé :</u>

> 1 tasse d'eau distillée

> ½ tasse d'écorce de saule

<u>Pour le tonique :</u>

> 3 cuillères à soupe d'hydrolat de noisette

> 1½ cuillères à soupe de vinaigre de cidre

> 3 cuillères à soupe de thé d'écorce de saule

Préparation

A feu doux, faites bouillir l'eau et l'écorce de saule jusqu'à ce que le contenu ait réduit de moitié. Filtrez le thé avant de laisser refroidir complètement. Dans un bol de taille moyenne, ajoutez 3 cuillères à soupe du thé préalablement préparé au reste des ingrédients. À l'aide d'un entonnoir, transférer le mélange dans un récipient hermétique, idéalement un petit pot en verre.

Fréquence d'utilisation : Quotidienne, matin et soir. Humidifiez légèrement un carré de coton et passez la lotion sur votre visage et votre cou, ou vaporisez la lotion à l'aide d'un vaporisateur.

Conservation : Conservez votre soin au réfrigérateur pendant une dizaine de jours, 2 semaines au maximum.

Lorsqu'on y regarde de plus près

L'eau distillée a été débarrassée de ses impuretés. C'est pourquoi c'est l'eau que vous devriez utiliser pour vos recettes de produits de beauté maison. Évidemment, l'eau du robinet est envisageable, même si vous devriez tout de même la filtrer avant de l'utiliser dans vos recettes.

Huile Hydratante à l'Argan, Carotte & aux Graines de Sésame

Production : Approximativement 30 grammes

Temps de préparation : 15 minutes

Recommandation : Tous les types de peau

Cette association d'huiles faciles à trouver est un allié efficace quand il s'agit de réparer, restaurer et guérir votre peau. Chaque ingrédient possède une forte capacité à pénétrer de façon transdermique ce qui autorise des effets optimaux. Les carottes sont riches en vitamine A, l'huile d'argan contient de la vitamine E qui accélère l'absorption des acides gras essentiels, alors que l'huile de sésame renforce la protection de votre peau contre les dégâts occasionnés par le soleil.

Ingrédients

> 1 cuillère à café d'huile d'argan

> 1 cuillère à café d'huile de carthame

> 1 cuillère à café d'huile de carotte

> 1 cuillère à café d'huile d'olive

> 1 cuillère à café d'huile de graines de sésame

> 1 cuillère à café d'huile de tournesol

Préparation

Versez les ingrédients dans un petit bol et mélangez soigneusement.

En vous aidant au besoin d'un petit entonnoir, transférez le mélange dans un récipient hermétique, idéalement en verre. Un flacon disposant d'un compte-gouttes sera très pratique pour doser cette crème hydratante et faciliter son application.

Utilisation : A l'aide de vos doigts, massez la peau de votre visage et de votre cou jusqu'à ce que la crème pénètre votre épiderme.

Conservation : Conservez votre crème dans un endroit frais et sec pendant une durée pouvant durer 3 mois ou au congélateur jusqu'à 4 mois.

Fréquence d'utilisation : Quotidienne, matin et soir.

Ingrédients de remplacement

Une alternative intéressante à ce mélange est l'huile de jojoba utilisée seule. C'est le composant qui se rapproche le plus du sébum dans sa composition chimique ce qui en fait un excellent régulateur de notre production naturelle et facilitera le maintien de l'hygiène des pores de votre peau.

Crème Hydratante au Millepertuis, Chanvre, Avocat & Abricot

Production : Approximativement 30 grammes

Temps de préparation : 15 minutes

Recommandation : Tous les types de peau

Cette crème hydratante associe les composants actifs de l'huile de chanvre aux effets apaisants du Millepertuis. Dans le même temps, l'avocat renforce le collagène de votre peau alors que l'huile d'abricot la répare et la nourrit. Cette crème est excellente dans toutes les situations mais ceux d'entre nous qui ont une peau sensible y trouveront probablement les plus grands bénéfices.

Ingrédients

> 1 cuillère à soupe d'huile de millepertuis

> 1 cuillère à café d'huile d'avocat

> 1 cuillère à café d'huile d'abricot

> 1 cuillère à café d'huile de chanvre

Préparation

Versez les ingrédients dans un petit bol et mélangez soigneusement.

En vous aidant au besoin d'un petit entonnoir, transférez le mélange dans un récipient hermétique, idéalement en verre. Un flacon disposant d'un compte-gouttes sera très pratique pour doser cette crème hydratante et faciliter son application.

Utilisation : A l'aide de vos doigts, massez la peau de votre visage et de votre cou jusqu'à ce que la crème pénètre votre épiderme.

Conservation : Conservez votre crème dans un endroit frais et sec pendant une durée pouvant durer 3 mois ou au congélateur jusqu'à 4 mois.

Fréquence d'utilisation : Quotidienne, matin et soir.

Lorsqu'on y regarde de plus près

J'ai une affection particulière pour l'huile de chanvre, parce qu'elle est riche en acides aminés et en acides gras essentiels. Néanmoins, l'inconvénient de cette huile c'est qu'elle a tendance à rancir assez rapidement, alors vérifiez l'âge de celle que vous utilisez pour vos recettes de soin de beauté.

Crème Hydratante aux Noix Macadamia, Kukui & Avocat

Production : Approximativement 30 grammes

Temps de préparation : 15 minutes

Recommandation : Peau sèche

Les noix de macadamia débordent d'acide palmitoléique, un composé qui retarde le processus de vieillissement de la peau. Elles contiennent également de l'acide oléique, qui régénère et hydrate l'épiderme et aussi des phytostérols. Tous ces composants réparent votre peau et autorisent une pénétration profonde à cette crème hydratante. Ajoutez à ça la teneur élevée en acide gras essentiels des noix kukui, et vous comprendrez pourquoi cette crème hydratante est le traitement idéal pour les peaux déshydratées.

Ingrédients

> 1 cuillère à soupe d'huile de noix de macadamia

> 2 cuillères à café d'huile d'avocat

> 1 cuillère à café d'huile de noix kukui

> ½ cuillère à café d'huile d'églantier

Préparation

Versez les ingrédients dans un petit bol et mélangez soigneusement.

En vous aidant au besoin d'un petit entonnoir, transférez le mélange dans un récipient hermétique, idéalement en verre. Un flacon disposant d'un compte-gouttes sera très pratique pour doser cette crème hydratante et faciliter son application.

Utilisation : A l'aide de vos doigts, massez la peau de votre visage et de votre cou jusqu'à ce que la crème pénètre votre épiderme.

Conservation : Conservez votre crème dans un endroit frais et sec pendant une durée pouvant durer 3 mois ou au congélateur jusqu'à 4 mois.

Utilisation : Quotidienne, matin et soir. C'est un traitement de nuit à appliquer avant d'aller se coucher le soir et un hydratant puissant à appliquer avant de commencer sa journée.

Lorsqu'on y regarde de plus près

Utilisée de longue date à Hawaii, l'huile de noix Kukui à toujours été un ingrédient intégré à leurs produits de beauté. Pourtant, l'arbre qui porte la noix de Kukui n'est pas originaire d'Hawaii, ce sont des colons polynésiens qui l'ont importé sur l'île.

Crème à Raser d'Hiver

Production : Approximativement 130 grammes

Temps de préparation : 15 minutes

Recommandation : Peau sèche

Les hommes sont souvent les grands délaissés des soins cosmétiques maison. Pourtant, eux aussi voient leur peau souffrir des effets négatifs des détergents et des produits chimiques contenus dans les produits qu'ils utilisent au quotidien.

Ingrédients

> 2 cuillères à soupe de beurre de cacao

> 1/4 de tasse d'huile de coco

> 1/4 de tasse de savon de Marseille

> 2 cuillères à soupe de bicarbonate de soude

> 1 goutte d'huile essentielle de vanille

> 2 gouttes d'huile essentielle de menthe verte

Préparation

Faites fondre le beurre de caco au bain-marie à feu très doux. Retirez du feu.

Ajoutez alors l'huile de coco, La chaleur emmagasinée devrait être suffisante pour le faire fondre. Si ce n'est pas le cas, reprenez votre bain-marie et remuez jusqu'à dilution à feu très doux. Retirez alors du feu.

Ajoutez alors le savon de Marseille et le bicarbonate de soude. Mélangez soigneusement.

Ajoutez enfin les huiles essentielles et mélangez le tout au fouet.

Transférez alors dans un petit récipient hermétique, idéalement un petit pot en verre.

Utilisation : Répartissez une couche épaisse sur la zone à raser. Rasez, puis rincez soigneusement.

Conservation : Conservez votre soin au réfrigérateur pendant une dizaine de jours, 2 semaines au maximum.

Fréquence d'utilisation : Quand vous vous rasez.

Crème à Raser Féminine

Production : Approximativement 250 grammes

Temps de préparation : 15 minutes

Recommandation : Peau sensible

Ingrédients

> 1/2 tasse d'eau distillée

> 2/3 tasse de beurre de karité

> 2/3 tasse d'huile de coco

> 1/4 tasse d'huile d'olive

> 10 gouttes d'huile essentielle de calendula

> 2 cuillères à soupe de bicarbonate de soude

Préparation

Faites chauffer de l'eau à feu très doux.

Ajoutez alors le beurre de karité, l'huile de coco et l'huile d'olive. Retirez alors du feu.

Ajoutez ensuite l'huile essentielle de calendula et mélangez le tout soigneusement.

Laissez reposer au réfrigérateur pendant approximativement 3 heures.

Ajoutez alors le bicarbonate et mixez le tout jusqu'à obtenir un mélange homogène.

Transférez alors dans un petit récipient hermétique, idéalement un petit pot en verre.

Utilisation : Répartissez une couche épaisse sur la zone à raser. Rincez soigneusement.

Conservation : Conservez votre soin au réfrigérateur pendant une dizaine de jours, 2 semaines au maximum.

Utilisation : Quand vous vous rasez.

Masque à l'Avocat, au Yaourt & Levure de Bière

Production : Approximativement 60 grammes (correspond à 3 masques)

Temps de préparation : 15 minutes

Recommandation : Tous les types de peau

Ce trio avocat, yaourt et levure de bière déborde de bénéfices, quel que soit votre type de peau. Ce masque s'utilise aussi souvent qu'on le souhaite pour un résultat éclatant.

Ingrédients

> 2 cuillères à café de purée d'avocat

> 1 cuillère à café de purée de banane

> 4 cuillères à café de yaourt

> ¼ cuillère à café de levure de bière

> 2 cuillères à café de lait de noix de coco

Préparation

Passez la purée d'avocat et la banane au mixeur. Ajoutez ensuite le reste des ingrédients pour mixer encore et finaliser votre masque.

Transférez votre masque dans un petit récipient hermétique, idéalement un petit pot en verre.

Utilisation : Appliquez 1 à 2 cuillères à café de votre masque sur votre visage, en commençant par le bas du cou et en l'étalant progressivement vers le haut, en évitant les yeux, les narines et les lèvres. Laissez le masque agir entre 5 et 15 minutes avant de rincer abondamment à l'eau tiède.

Conservation : Conservez votre soin au réfrigérateur pendant une semaine. Vous pouvez préparer une quantité supérieure et la congeler pour une utilisation ultérieure, ceci pendant une durée de 4 à 8 mois. Remplissez un bac à glaçons avec le produit et décongelez un cube lorsque vous en avez besoin.

Fréquence d'utilisation : Aussi souvent que vous le jugez nécessaire.

Masque d'Argile de Bentonite au Pollen & Thé Rooibos

Production : Approximativement 60 grammes

Temps de préparation : 5 minutes (n'inclut pas le temps de préparation du thé)

Recommandation : Acné et en cas de pores bouchés

Ce masque est une bonne solution pour vous débarrasser des éruptions cutanées. Au premier signe de bouton, sortez-le du placard. Attention, évitez de l'utiliser à titre préventif. C'est un médicament, pas un fortifiant ou un complément vitaminé.

Ingrédients

> 1 cuillère à café de thé Rooibos, infusé et refroidi

> 4 cuillères à café d'argile de Bentonite

> ¼ de cuillère à café de charbon actif

> ½ cuillère à café de pollen d'abeille

Préparation

Versez le thé, l'argile, le charbon actif et le pollen d'abeille dans un petit bol et mélangez soigneusement. Vous pourriez avoir des difficultés à créer un mélange homogène. Pensez à essayer de tamiser finement le mélange sec pour en faciliter l'incorporation. La poudre ainsi pulvérisée finement va s'incorporer plus simplement.

En vous aidant au besoin d'un petit entonnoir, transférez le mélange dans un récipient hermétique, idéalement en verre. Un flacon disposant d'un compte-gouttes sera très pratique pour doser cette crème hydratante et faciliter son application.

Utilisation : Ajoutez du thé Rooibos ou de d'eau distillée afin d'activer le mélange et le diluer, pour faciliter son utilisation.

Ajoutez ½ cuillère à café de mélange sec à ⅛ de cuillère à café d'eau distillée pour obtenir une pâte que vous diluerez ensuite dans ½ à 1 cuillère à café pour obtenir votre soin nettoyant.

Appliquez 1 à 2 cuillères à café de votre masque sur votre visage, en commençant par le bas du cou et en l'étalant progressivement vers le haut, en évitant les yeux, les narines et les lèvres.

Laissez le masque agir entre 5 et 15 minutes avant de rincer abondamment à l'eau tiède.

Conservation : Conservez votre soin au réfrigérateur pendant 2 à 3 semaines maximum.

Fréquence d'utilisation : Hebdomadaire, une à deux fois par semaine.

Lorsqu'on y regarde de plus près

Le pollen est truffé d'acides gras essentiels, très utiles pour lutter contre l'acné. La vitamines B, le zinc et les antioxydants sont également présents.

Pour vous débarrasser de vos problèmes d'acné, ingérez $\frac{1}{8}$ de cuillère à café de pollen chaque jour. Directement à la cuillère ou saupoudré sur vos salades, vous pouvez même l'ajouter à vos recettes de smoothies.

Masque au Miel, Babeurre & Paprika

Production : Approximativement 60 grammes (soit 3 masques)

Temps de préparation : 15 minutes

Recommandation : Pour les peaux matures

Le Paprika est le composant-clé de ce masque. C'est un ingrédient d'une grande polyvalence en terme de bénéfices pour la santé de votre peau. Il va lutter contre les effets de l'âge , l'acné, mais aussi unifier votre teint. Associé au miel, il apaise, répare et hydrate votre peau. En ajoutant le babeurre pour ses acides gras essentiels, on transforme ce masque en arme de guerre contre le vieillissement.

Si votre peau a encore l'apparence de la jeunesse, passez votre chemin : vous n'êtes pas encore prêt pour ce masque.

Attention toutefois, certains d'entre nous pourraient se révéler sensibles au paprika. Pensez à tester les réactions de votre peau à ce nouveau composant.

Ingrédients

> ⅛ de cuillère à café de paprika

> 2 cuillères à soupe de miel

> 2 cuillères à soupe de babeurre

Préparation

Versez le paprika, le miel et le babeurre dans un bol de taille moyenne, et mélangez soigneusement.

À l'aide d'un entonnoir, transférez votre lotion dans un petit récipient hermétique, idéalement un petit pot en verre.

Utilisation : Appliquez 1 à 2 cuillères à café de votre masque sur votre visage, en commençant par le bas du cou et en l'étalant progressivement vers le haut, en évitant les yeux, les narines et les lèvres. Laissez le masque agir entre 5 et 15 minutes avant de rincer abondamment à l'eau tiède.

Conservation : Conservez votre soin au réfrigérateur pendant une dizaine de jours, 2 semaines au maximum. Vous pouvez préparer une quantité supérieure et la congeler pour une utilisation ultérieure, il se conservera alors pendant 4 à 8 mois. Remplissez un bac à glaçons avec le produit et décongelez un cube lorsque vous en avez besoin.

Fréquence d'utilisation : Hebdomadaire, une à deux fois par semaine, suivant vous besoins.

Lorsqu'on y regarde de plus près

Pensez au Paprika, à sa couleur : Il est truffé en bêta-carotène, qui se transformera en vitamine A dans votre organisme.

Attention toutefois à ne pas exagérer les doses que vous allez utiliser : qui va *piano*, va *sano*.

Masque au Curcuma, Yaourt & Miel

Production : Approximativement 60 grammes (soit 3 masques)

Temps de préparation : 15 minutes

Recommandation : Pour les peaux matures

Utilisé intelligemment, le curcuma fait merveille sur les peaux matures ou souffrant d'acné, du fait de ses qualités anti-inflammatoires. Il permet aussi de réduire la profondeur et le nombre de rides grâce à sa teneur en antioxydants.

Attention : une utilisation trop importante de curcuma pourrait faire virer momentanément votre teint au jaune. Soyez prudent

: Testez une toute petite quantité de ce masque sur la peau de l'intérieur de votre poignet avant de l'appliquer sur tout votre visage.

Ingrédients

> ⅛ à ¼ de cuillère à café de curcuma en poudre

> 2 cuillères à soupe de yaourt nature

> 1 cuillère à soupe de miel

> 2 cuillères à café de lait de riz

Préparation

Mélangez tous les ingrédients dans un bol de taille moyenne, et mélangez soigneusement.

À l'aide d'un entonnoir, transférez votre lotion dans un petit récipient hermétique, idéalement un petit pot en verre.

Utilisation : Appliquez 1 à 2 cuillères à café de votre masque sur votre visage, en commençant par le bas du cou et en l'étalant progressivement vers le haut, en évitant les yeux, les narines et les lèvres. Laissez le masque agir entre 5 et 15 minutes avant de rincer abondamment à l'eau tiède.

Conservation : Conservez votre soin au réfrigérateur pendant une dizaine de jours, 2 semaines au maximum. Vous pouvez préparer une quantité supérieure et la congeler pour une utilisation ultérieure, il se conservera alors pendant 4 à 8 mois. Remplissez un bac à glaçons avec le produit et décongelez un cube lorsque vous en avez besoin.

Fréquence d'utilisation : Hebdomadaire, une à deux fois par semaine, suivant vos besoins.

Masque d'Argile au Charbon Actif & Café

Production : Approximativement 60 grammes (soit 3 masques)

Temps de préparation : 15 minutes

Recommandation : Contre les pores bouchés

Ce masque détoxifie les pores avec une grande efficacité. Le café combiné à l'argile nettoie en profondeur les pores de votre peau tout en réduisant les risques de poches sous les yeux : Vous retrouvez un visage en pleine forme.

Ingrédients

> 4 cuillères à café d'argile de kaolin

> 1 cuillère à café d'argile verte

> 1 cuillère à café de boue de la Mer Morte

> ¼ de cuillère à café de charbon actif

Mélange pour une pâte active:

> ⅛ de cuillère à café de vinaigre de cidre

> ¼ de cuillère à café de café noir

> ⅛ de cuillère à café d'eau distillée

Préparation

Versez l'argile de kaolin, le charbon actif et les autres ingrédients dans un bol de taille moyenne, et mélangez soigneusement.

À l'aide d'un entonnoir, transférez votre lotion dans un petit récipient hermétique, idéalement un petit pot en verre.

Activez votre masque en ajoutant le vinaigre de cidre, l'eau distillées ou le café au mélange sec.

Ajoutez ¼ de cuillère à café (ou ⅛ d'eau distillée, ou ⅛ de vinaigre de cidre) pour 1 cuillère à café de masque (mélange sec).

Conservez le mélange sec restant pour une prochaine utilisation.

Utilisation : Appliquez 1 à 2 cuillères à café de votre masque sur votre visage, en commençant par le bas du cou et en l'étalant progressivement vers le haut, en évitant les yeux, les narines et les lèvres. Laissez le masque agir entre 5 et 15 minutes avant de rincer abondamment à l'eau tiède.

Conservation : Conservez votre crème dans un endroit frais et sec pendant une durée maximum de 3 mois.

Une fois activé, le masque se conserve au réfrigérateur 1 ou 2 semaines.

Vous pouvez préparer une quantité supérieure et la congeler pour une utilisation ultérieure, il se conservera alors pendant 4 à 8 mois. Remplissez un bac à glaçons avec le produit et décongelez un cube lorsque vous en avez besoin.

Fréquence d'utilisation : Hebdomadaire, une fois par semaine, suivant vos besoins.

Lorsqu'on y regarde de plus près

Versez votre préparation sèche dans un joli petit récipient en verre ; attachez-y un ruban. Incluez les instructions d'activation du masque... Vous avez là un bien joli cadeau !

Masque de Boue de la Mer Morte, Levure de Bière et Kombusha

Production : Approximativement 60 grammes (soit 3 masques)

Temps de préparation : 15 minutes

Recommandation : Tous les types de peau

Cette association unique d'ingrédients permet à ce masque de boue un nettoyage exceptionnel des pores de votre peau. La boue de la mer va ouvrir les pores et évacuer les impuretés, tandis que le kombucha et la levure vont améliorer l'élasticité de votre peau et la débarrasser des peaux mortes en ajoutant à votre organisme leurs puissantes propriétés antibactériennes.

Ingrédients

> 2 cuillères à soupe de boue de la Mer Morte

> 2 cuillères à café de poudre de marante

> 2 cuillères à café d'hydrolat de rose

> 2 cuillères à café de levure de bière

> 4 cuillères à café de kombucha nature

> ½ cuillère à café de sirop d'érable

Préparation

Passez tous les ingrédients au mixeur. Pour modifier la texture de votre mélange, ajoutez plus d'argile (pour épaissir) ou de kombucha (pour liquéfier).

Transférez votre masque dans un petit récipient hermétique, idéalement un petit pot en verre.

Utilisation : Appliquez 1 à 2 cuillères à café de votre masque sur votre visage, en commençant par le bas du cou et en l'étalant progressivement vers le haut, en évitant les yeux, les narines et les lèvres. Laissez le masque agir entre 5 et 15 minutes avant de rincer abondamment à l'eau tiède.

Conservation : Conservez votre soin au réfrigérateur pendant une dizaine de jours, 2 semaines au maximum. Vous pouvez préparer une quantité supérieure et la congeler pour une utilisation ultérieure. Remplissez un bac à glaçons avec le produit et décongelez un cube lorsque vous en avez besoin. Vous pouvez conserver ce mélange au congélateur entre 4 et 8 mois .

Fréquence d'utilisation : Hebdomadaire. Une fois par semaine.

Ingrédients de remplacement

Si vous n'avez pas d'hydrolat de rose à portée de main, remplacez ce dernier par une cuillère à café supplémentaire de kombucha.

Masque au Lait de Brebis, Miel & Avocat

Production : Approximativement 60 grammes (3 masques)

Temps de préparation : 15 minutes

Recommandation : Peaux sèches et peaux matures

Ce masque nourrissant très doux protège et soigne votre peau grâce à ses propriétés apaisantes. Ses propriétés hydratantes sont parfaites quand la peau semble sèche et irritée.

Ingrédients

> 1 cuillère à café d'avocat

> 4 cuillères à café de lait de brebis

> 4 cuillères à café de miel

Préparation

Passez l'avocat au mixeur. Ajoutez ensuite le lait de brebis et le miel pour mixer encore et finaliser votre masque.

Transférez votre soin nettoyant et exfoliant dans un petit récipient hermétique, idéalement un petit pot en verre.

Utilisation : Appliquez 1 à 2 cuillères à café de votre masque sur votre visage, en commençant par le bas du cou et en l'étalant progressivement vers le haut, en évitant les yeux, les narines et les lèvres. Laissez le masque agir entre 5 et 15 minutes avant de rincer abondamment à l'eau tiède.

Conservation : Conservez votre soin au réfrigérateur pendant une dizaine de jours, 2 semaines au maximum. Vous pouvez préparer une quantité supérieure et la congeler pour une utilisation ultérieure. Remplissez un bac à glaçons avec le produit et décongelez un cube lorsque vous en avez besoin. Vous pouvez conserver ce mélange au congélateur entre 4 et 8 mois.

Fréquence d'utilisation : Quand vous pensez en avoir besoin.

Lorsqu'on y regarde de plus près

Privilégiez les ingrédients frais lorsque c'est possible, mais lorsque vous avez besoin de gagner un peu de temps, pensez à congeler une partie de vos préparations pour d'éventuelles utilisations ultérieures. Vous pouvez tripler et même quadrupler chaque ingrédient à cet effet.

Masque de Courge, Coco & Cassonade

Production : Approximativement 60 grammes (3 masques)

Temps de préparation : 15 minutes

Recommandation : Tous types de peau mais surtout pour peaux sèches et peaux matures

Bien qu'on pense plutôt à la courge pour un velouté ou en gratin, c'est également un excellent composé pour votre peau. Truffé de nutriments comme la vitamine A, la vitamine C, le calcium et le bêta-carotène, la courge est exceptionnellement recommandable car elle va faire pénétrer les nutriments profondément dans votre épiderme pour des résultats encore plus bénéfiques.

Ingrédients

> 2 cuillères à café de purée de courge

> 1 cuillère à soupe de lait de coco

> ½ cuillère à café de miel

> ½ cuillère à café de cassonade

> 1 cuillère à café d'argile (optionnel, pour un nettoyage des pores supplémentaires)

Préparation

Passez tous les ingrédients au mixeur jusqu'à obtention d'une consistance lisse. Si vous avez inclus de l'argile, ajoutez ½ cuillère à café supplémentaire de lait de coco.

Transférez votre masque dans un petit récipient hermétique, idéalement un petit pot en verre.

Utilisation : Appliquez 1 à 2 cuillères à café de votre masque sur votre visage, en commençant par le bas du cou et en l'étalant progressivement vers le haut, en évitant les yeux, les narines et les lèvres. Laissez le masque agir entre 5 et 15 minutes avant de rincer abondamment à l'eau tiède.

Conservation : Conservez votre soin au réfrigérateur pendant une dizaine de jours, 2 semaines au maximum. Vous pouvez préparer une quantité supérieure et la congeler pour une utilisation ultérieure. Remplissez un bac à glaçons avec le produit et décongelez un cube lorsque vous en avez besoin. Vous pouvez conserver ce mélange au congélateur entre 4 et 8 mois .

Utilisation : Hebdomadaire, une fois par semaine, suivant vos besoins.

Lorsqu'on y regarde de plus près

La courge contient de nombreux composés comme la vitamine A, ce qui explique pourquoi on la retrouve dans la composition de nombreux produits de beauté du commerce. Ajouter de la courge à vos compositions permet aux autres ingrédients de pénétrer votre peau plus profondément, ce qui améliore leur efficacité.

Masque à la Fraise, Agrumes & Érable

Production : Approximativement 60 grammes (3 masques)

Temps de préparation : 30 minutes

Recommandation : Tous types de peau mais surtout pour peaux sèches et peaux matures

Ce masque dégage une odeur délicieuse. Il pourrait vous donner l'envie de le manger. Pourquoi pas, mais n'oubliez pas d'en garder une partie pour votre masque !

Ingrédients

Pour le Thé :

> 1 tasse d'eau distillée

> 1 cuillère à café de zeste d'agrumes

Pour le masque :

> 2 cuillères à soupe de gelée de fraise

> ½ cuillère à café de sirop d'érable

> ½ cuillère à café de jus de pomme

> ¼ cuillère à café de jus d'agrumes

> 1 cuillère à café de thé d'agrumes préparé à partir de zestes séchés

Préparation

A feu doux, portez l'eau à ébullition. Retirez du feu et ajoutez le zeste d'agrume. Laissez infuser 15 minutes avant de filtrer et laissez refroidir.

Dans un bol de taille moyenne, ajoutez la gelée, le sirop d'érable et le jus de pomme en réservant le zeste d'agrume.

Ajoutez le jus d'un citron et 1 cuillère à café du thé préparé et mélangez à nouveau.

Transférez le masque ainsi préparé dans un récipient hermétique, idéalement en verre.

Utilisation : Appliquez 1 à 2 cuillères à café de votre masque sur votre visage, en commençant par le bas du cou et en l'étalant progressivement vers le haut, en évitant les yeux, les narines et les lèvres. Laissez le masque agir entre 5 et 15 minutes avant de rincer abondamment à l'eau tiède.

Conservation : Conservez votre soin au réfrigérateur pendant une dizaine de jours, 2 semaines au maximum. Vous pouvez préparer une quantité supérieure et la congeler pour une utilisation ultérieure. Remplissez un bac à glaçons avec le produit et décongelez un cube lorsque vous en avez besoin. Vous pouvez conserver ce mélange au congélateur entre 4 et 8 mois .

Fréquence d'utilisation : Suivant vos besoins.

Lorsqu'on y regarde de plus près

Les acides alpha hydroxylés contenus dans les agrumes peuvent occasionner des réactions de l'épiderme et même des rougeurs.

Avant d'utiliser ce masque sur votre visage, pensez à tester ses effets sur une petite partie de votre peau, idéalement sur l'intérieur de votre poignet, pendant une quinzaine de minutes pour évaluer la réaction de votre épiderme.

Masque à l'Argile, au Vin Pétillant & à la Gelée de Rose

Production : Approximativement 30 grammes (soit 1 ou 2 masques)

Temps de préparation : 15 minutes

Recommandation : Tous les types de peau, surtout les peux sèches ou matures

Ingrédients

> ½ blanc d'œuf

> ½ cuillère à soupe d'argile

> ½ cuillère à soupe de gelée de rose

> ½ cuillère à soupe de vin mousseux

Préparation

Fouettez un blanc d'œuf en neige, puis mélangez-le soigneusement, dans un bol de taille moyenne, à l'argile et la gelée de Rose. Une fois le mélange homogène, incorporez le vin pétillant. Mélangez de nouveau soigneusement.

Transférez votre masque dans un petit récipient hermétique, idéalement un petit pot en verre.

Utilisation : Appliquez 1 à 2 cuillères à café de votre masque sur votre visage, en commençant par le bas du cou et en l'étalant progressivement vers le haut, en évitant les yeux, les narines et les lèvres. Laissez le masque agir entre 5 et 15 minutes avant de rincer abondamment à l'eau tiède.

Conservation : Vous pouvez conserver votre masque au réfrigérateur pendant approximativement 1 semaine. Les effets du masque ne vont pas s'atténuer mais son apparence pourrait vous dissuader de l'utiliser.

En effet, après les premières 24 heures, l'œuf a tendance à se séparer du reste des ingrédients. Mélangez tout simplement à la cuillère et appliquez comme au premier jour.

Vous pouvez préparer une quantité supérieure et la congeler pour une utilisation ultérieure. Remplissez un bac à glaçons avec le produit et décongelez un cube lorsque vous en avez besoin. Vous pouvez conserver ce mélange au congélateur entre 4 et 8 mois .

Fréquence d'utilisation : Quand vous l'estimez nécessaire.

Ingrédients de remplacement

Si vous n'avez pas de gelée de Rose, remplacez-la par du miel, qui permet de réaliser un masque peut-être encore plus bénéfique que le précédent.

Masque à l'Argile Rose, Papaye et Ananas

Production : Approximativement 60 grammes (3 masques)

Temps de préparation : 30 minutes (n'inclut pas le temps de faire le Thé)

Recommandation : Tous types de peau

Lorsque votre peau va vraiment mal, ce masque représente la solution parfaite pour revenir rapidement à la normale. Il rectifie naturellement les lipides et le niveau d'acidité de votre épiderme et rétablit le bon fonctionnement des pores de votre peau.

Ingrédients

> 1 cuillère à soupe d'argile rose

> 1 cuillère à soupe de purée de papaye

> ½ cuillère à soupe de jus d'ananas

> ½ cuillère à café de thé de réglisse, infusé et qu'on aura laissé refroidir

Préparation

Passez la papaye, le jus d'ananas et l'argile rose au mixeur pendant 10 à 15 secondes ou jusqu'à ce que vous obteniez une consistance lisse. Ajoutez ensuite le thé de réglisse pour mixer encore et finaliser votre masque.

Transférez votre soin nettoyant et exfoliant dans un petit récipient hermétique, idéalement un petit pot en verre.

Utilisation : Appliquez 1 à 2 cuillères à café de votre masque sur votre visage, en commençant par le bas du cou et en l'étalant progressivement vers le haut, en évitant les yeux, les narines et les lèvres. Laissez le masque agir entre 5 et 15 minutes avant de rincer abondamment à l'eau tiède.

Conservation : Conservez votre soin au réfrigérateur pendant une dizaine de jours, 2 semaines au maximum. Vous pouvez préparer une quantité supérieure et la congeler pour une utilisation ultérieure. Remplissez un bac à glaçons avec le produit et décongelez un cube lorsque vous en avez besoin. Vous pouvez conserver ce mélange au congélateur entre 4 et 8 mois .

Fréquence d'utilisation : Hebdomadaire. Une à deux fois par semaine.

Lorsqu'on y regarde de plus près

La papaye est un fruit quasiment miraculeux pour votre santé, c'est une réalité bien documentée. Cet ingrédient naturel apporte aux produits de beauté ses nombreux bienfaits.

La papaye contient une enzyme appelée papaïne, qui va se charger de résorber vos cellules mortes, ce qui complète avantageusement l'action de vos masques de soin.

Cette recette n'a besoin que de très peu de papaye, alors régalez-vous du reste du fruit !

Masque à la Poudre de Cacao, Babeurre & Blanc d'Œuf

Production : Approximativement 60 grammes (3 masques)

Temps de préparation : 30 minutes

Recommandation : Peaux matures

Ce masque anti-âge

pourrait devenir l'un de vos soins favoris. La poudre de cacao contient de la caféine et la théobromine, deux composés qui resserrent les pores de votre peau et réduisent les cernes. En parallèle, le blanc d'œuf tonifie et resserre votre épiderme, pendant que les acides gras essentiels et l'acide lactique du babeurre vont parfaire l'action hydratante et tonifiante de ce masque au chocolat.

Ingrédients

> ½ blanc d'œuf

> ½ cuillère à soupe de poudre de cacao

> ½ cuillère à soupe de babeurre

> 1 cuillère à café de cassonade

> 1 cuillère à café de yaourt nature

Préparation

Fouettez un blanc d'œuf en neige dans un bol de taille moyenne, puis mélangez-le soigneusement aux autres ingrédients. Une fois que vous avez obtenu un mélange homogène, transférez votre masque dans un petit récipient hermétique, idéalement un petit pot en verre.

Utilisation : Appliquez 1 à 2 cuillères à café de votre masque sur votre visage, en commençant par le bas du cou et en l'étalant progressivement vers le haut, en évitant les yeux, les narines et les lèvres. Laissez le masque agir entre 5 et 15 minutes avant de rincer abondamment à l'eau tiède.

Conservation : Vous pouvez conserver votre masque au réfrigérateur pendant approximativement 1 semaine. Les effets du masque ne vont pas s'atténuer mais son apparence pourrait vous dissuader de l'utiliser. Mélangez tout simplement à la cuillère et appliquez comme au premier jour.

Vous pouvez préparer une quantité supérieure et la congeler pour une utilisation ultérieure. Remplissez un bac à glaçons avec le produit et décongelez un cube lorsque vous en avez besoin. Vous pouvez conserver ce mélange au congélateur entre 4 et 8 mois .

Fréquence d'utilisation : Hebdomadaire. Une fois à deux fois par semaine.

Ingrédients de remplacement

Vous pouvez remplacer la cassonade par du sucre de coco, qui fera aussi bien l'affaire.

Masque à l'Argile Rose, Lait de Coco & Millepertuis

Production : Approximativement 60 grammes (3 masques)

Temps de préparation : 30 minutes

Recommandation : Surtout pour les peaux sensibles

L'argile rose est souvent présentée comme la plus douce des argiles, ce qui en fait le choix de prédilection des peaux sensibles. Utilisez ce masque lorsque que vous pensez que votre peau a besoin d'être détoxifiée ou lorsque vous souhaitez la réparer. Le millepertuis est la solution parfaite dans ces deux situations.

Ingrédients

<u>Pour le Thé :</u>

> 1 tasse d'eau distillée

> ½ tasse de fleurs de Millepertuis

<u>Pour le masque :</u>

> 1 cuillère à soupe d'avocat

> 4 cuillères à soupe d'argile rose

> 1 cuillère à soupe de lait de coco

> 1 cuillère à soupe de thé de Millepertuis

Préparation

Commencez par mixer l'avocat. Ajoutez ensuite l'eau, l'argile rose, les fleurs de Millepertuis, le lait de coco et le thé de Millepertuis pour mixer encore et finaliser votre masque.

Transférez votre soin nettoyant et exfoliant dans un petit récipient hermétique, idéalement un petit pot en verre.

Conservation : Conservez votre soin au réfrigérateur pendant une dizaine de jours, 2 semaines au maximum. Vous pouvez préparer une quantité supérieure et la congeler pour une utilisation ultérieure. Remplissez un bac à glaçons avec le produit et décongelez un cube lorsque vous en avez besoin. Vous pouvez conserver ce mélange au congélateur entre 4 et 8 mois .

Fréquence d'utilisation : Hebdomadaire. Une fois à deux fois par semaine.

Lorsqu'on y regarde de plus près

Pour des raisons de folklore, je cueille de préférence mes fleurs de millepertuis à la St Jean, le jour du solstice d'été, c'est à dire le 21 juin, si possible à midi et au soleil. S'il pleut, je décale la date de ma récolte au premier jour ensoleillé de juin.

Attention, après votre récolte, vous aurez probablement les mains rouge sang pendant quelques jours !

Soin Anti- Rhume des Foins

Production : Approximativement 30 grammes

Temps de préparation : 5 minutes

Recommandation : Allergiques et asthmatiques

Difficile d'être belle avec un nez qui coule et des yeux larmoyant... Youpi, c'est le printemps ! Heureusement, pour ceux et celles qui souffrent chaque année du retour des beaux jours et de la pollinisation, voici un remède qui va vous soulager et vous permettre de briller de nouveau.

Ingrédients

> 20 gouttes d'huile essentielle de citron

> 20 gouttes d'huile essentielle de lavande

> 20 gouttes d'huile essentielle de menthe poivrée

> 20 gouttes d'huile essentielle de copaïba

> 3 cuillères à soupe d'huile d'olive extra vierge

Préparation

Mélangez tous les ingrédients dans une bouteille et secouez énergiquement.

Utilisation

Déposez quelques gouttes du soin sur votre nuque et derrière vos oreilles.

Sauna Facial à l'Orange, Pamplemousse & Citron Vert

Production : Pour 1 sauna facial

Temps de préparation : 15 minutes

Recommandation : Pour les peaux matures

Les bio-flavonoïdes contenus dans la peau des agrumes représentent une exceptionnelle solution de prévention du vieillissement de votre peau.

Ingrédients

> 2 tasses d'eau distillée

> 1 cuillère à café de zeste de citron

> 1 cuillère à café de zeste d'orange

> 1 cuillère à café de zeste de pamplemousse

> 1 cuillère à café de zeste de citron vert

Préparation

A feu doux, faites chauffer (pas bouillir) votre eau.

Ajoutez alors vos ingrédients et laissez infuser pendant 3 minutes.

Retirez du feu et utilisez immédiatement.

Utilisation : Versez votre infusion dans un grand bol. Disposez une serviette sur votre tête, entre le bol et votre visage, pour «capturer» la vapeur. Baissez votre visage jusqu'à ce qu'il se trouve à approximativement une vingtaine de centimètres du bol. Laissez la vapeur envelopper votre visage pendant 5 minutes.

Conservation : Utilisez votre sauna facial immédiatement après préparation. Vous pouvez toutefois la conserver 1 à 2 semaines au réfrigérateur, ou la congeler pendant une durée qui peut aller jusqu'à 8 mois.

Fréquence d'utilisation : Hebdomadaire, une fois par semaine.

Lorsqu'on y regarde de plus près

Très usitée par nos grand-mères, la «fumigation» (l'autre nom du sauna facial) dilate les pores de votre peau et facilite l'évacuation des impuretés qui l'encombrent. Testez toujours la température de votre vapeur sur autre chose que votre visage pour éviter de vous brûler.

Sauna Facial à l'Orange, Pamplemousse & Citron Vert

Production : Pour 1 sauna facial

Temps de préparation : 20minutes

Recommandation : Pour les peaux matures

Cette vapeur de rêve va diffuser des acides alpha-hydroxylés directement à l'intérieur de vos pores en les nettoyant. Opter pour les fruits secs signifie moins de déchets et une préparation qui se conservera plus longtemps.

Ingrédients

> 2 tasses d'eau distillée

> 1 cuillère à café de myrtilles séchées

> 1 petit morceau d'abricot sec

> 1 cuillère à café de noix de coco brute, râpée

> ½ cuillère à thé d'ananas séché

> ½ cuillère à café de mangue séchée

Préparation

A feu doux, faites chauffer (surtout pas bouillir) votre eau.

Ajoutez alors vos ingrédients et laissez infuser pendant 3 minutes.

Retirez du feu et utilisez immédiatement.

Utilisation : Versez votre infusion dans un grand bol. Disposez une serviette sur votre tête, entre le bol et votre visage, pour «capturer» la vapeur. Baissez votre visage jusqu'à ce qu'il se trouve à approximativement une vingtaine de centimètres du bol. Laissez la vapeur envelopper votre visage pendant 5 minutes. Faites attention à ne pas vous brûler. Ne touchez surtout pas le bol et soyez méfiant au démarrage du sauna facial.

Conservation : Utilisez votre sauna facial immédiatement après préparation. Vous pouvez toutefois le conserver 1 à 2 semaines au réfrigérateur, ou le congeler pendant une durée qui peut aller jusqu'à 8 mois.

Fréquence d'utilisation : Hebdomadaire, une fois par semaine.

Lorsqu'on y regarde de plus près

Préparez votre mélange de fruits secs à l'avance , et stockez-le dans un récipient hermétique. Vous pourrez ainsi tout simplement faire chauffer de l'eau pour disposer d'un sauna facial express.

Sauna Facial au Genévrier, Baie de Sureau & Laurier

Production : Pour 1 sauna facial

Temps de préparation : 15 minutes

Recommandation : Tous les types de peaux

Une vapeur à utiliser lorsque vous recherchez un nettoyage profond et une détoxification de votre épiderme. Ensemble, ces ingrédients ont de grandes propriétés antiseptiques et antibactériennes qui éliminent les impuretés qui bouchent les pores de votre peau, mais apportent également des bio-flavonoïdes et des antioxydants à votre épiderme.

Ingrédients

> 2 tasses d'eau distillée

> 5 baies de genièvre

> 5 baies de sureau

> 1 feuille de laurier

> 1 goutte d'huile essentielle d'arbre à thé (optionnel)

Préparation

A feu doux, faites chauffer (pas bouillir) votre eau.

Ajoutez alors vos ingrédients et laissez infuser 3 minutes.

Retirez du feu et utilisez immédiatement.

Utilisation : Versez votre infusion dans un grand bol. Disposez une serviette sur votre tête, entre le bol et votre visage, pour «capturer» la vapeur. Baissez votre visage jusqu'à ce qu'il se trouve à approximativement une vingtaine de centimètres du bol. Laissez la vapeur envelopper votre visage pendant 5 minutes.

Conservation : Utilisez votre sauna facial immédiatement après préparation. Vous pouvez toutefois la conserver 1 à 2 semaines au réfrigérateur, ou la congeler pendant une durée qui peut aller jusqu'à 8 mois.

Fréquence d'utilisation : Hebdomadaire, une fois par semaine.

Sauna Facial à l'Origan, Romarin & Curcuma

Production : Pour 1 sauna facial

Temps de préparation : 15 minutes

Recommandation : Acné, rougeurs, tâches, pores congestionnés

Une bonne vapeur, avec des vertus anti-inflammatoires, antibactériennes et qui apporte une sensation d'apaisement à votre visage. Recommandée après une journée difficile. Vous aurez l'impression que la vapeur emporte avec elle la fatigue et la tension de votre journée.

Ingrédients

> 2 tasses d'eau distillée

> ½ cuillère à thé d'origan (séché ou frais)

> ½ cuillère à café de romarin (séché ou frais)

> 1 petit morceau de 1 cm de curcuma frais, râpé (ou ½ cuillère à thé de curcuma séché)

> 1 sachet de racine de réglisse

> 1 tout petit morceau (0,5 cm) de gingembre frais, râpé (ou 1 cuillère à thé de gingembre séché)

Préparation

A feu doux, faites chauffer (pas bouillir) votre eau.

Ajoutez alors vos ingrédients et laissez infuser pendant 3 minutes.

Retirez du feu et utilisez immédiatement.

Utilisation : Versez votre infusion dans un grand bol. Disposez une serviette sur votre tête, entre le bol et votre visage, pour «capturer» la vapeur. Baissez votre visage jusqu'à ce qu'il se trouve à approximativement une vingtaine de centimètres du bol. Laissez la vapeur envelopper votre visage pendant 5 minutes.

Conservation : Utilisez votre sauna facial immédiatement après préparation. Vous pouvez toutefois le conserver 1 à 2 semaines au réfrigérateur, ou le congeler pendant une durée qui peut aller jusqu'à 8 mois.

Fréquence d'utilisation : Hebdomadaire, une fois par semaine.

Lorsqu'on y regarde de plus près

J'apprécie l'origan pour la saveur qu'il apporte aux plats, ceci dit, il est tout aussi appréciable dans vos soins de peau... Ingéré, il lutte contre les bactéries et les parasites, mais appliqué sur votre peau, ses principes actifs atténuent l'acné et diminuent les pellicules du cuir chevelu grâce à ses propriétés antifongiques et antivirales.

Sauna Facial à la Lavande, Camomille et Pétales de Rose

Production : Pour 1 sauna facial

Temps de préparation : 15 minutes

Recommandation : Pour les peaux mixtes

Cette vapeur à base de pétales de fleur offre une merveilleuse odeur, mais elle est surtout incroyablement efficace contre les effets de l'âge. Antibactérienne et apaisante, elle est idéale pour tous les types de peau à problème. De plus, respirez son odeur et vous en avez fini avec la tension du quotidien.

Ingrédients

> 2 tasses d'eau distillée

> ½ cuillère à café de pétales de Souci (ou calendula) séchés

> ½ cuillère à thé de fleurs de camomille séchées

> ½ cuillère à thé de feuille de consoude séchée

> ½ cuillère à café de pétales de lavande séchés

> ½ cuillère à café de pétales de rose séchés

> ¼ de cuillère à café de racine de bardane séchée

> ¼ cuillère à thé de roseaux séchés

> ½ cuillère à thé de fleurs de sureau séchées

Préparation

A feu doux, faites chauffer (pas bouillir) votre eau.

Ajoutez alors vos ingrédients et laissez infuser pendant 3 minutes.

Retirez du feu et utilisez immédiatement.

Utilisation : Versez votre infusion dans un grand bol. Disposez une serviette sur votre tête, entre le bol et votre visage, pour «capturer» la vapeur. Baissez votre visage jusqu'à ce qu'il se trouve à approximativement une vingtaine de centimètres du bol. Laissez la vapeur envelopper votre visage pendant 5 minutes.

Conservation : Utilisez votre sauna facial immédiatement après préparation. Vous pouvez toutefois la conserver 1 à 2 semaines au réfrigérateur, ou la congeler pendant une durée qui peut aller jusqu'à 8 mois.

Fréquence d'utilisation : Hebdomadaire, une fois par semaine.

Lorsqu'on y regarde de plus près

Composez des sachets semi transparents attrayants et fermez-les avec un joli ruban. Incluez les instructions de préparation d'un sauna facial... Voici un beau et bon cadeau !

Lotion Anti-Vergetures

Production : 240 grammes

Temps de préparation : 15 minutes

Recommandation : Contre les vergetures

Disgracieuses et tenaces, les vergetures vous condamnent au port du maillot une pièce et de l'attente du soleil couchant pour profiter de la couverture du contre-jour... Les vergetures ne sont pas une fatalité, il suffit de les traiter ... Sans abandonner.

Ingrédients

> 1/4 tasse d'huile de coco

> 1/2 tasse d'huile d'amande

> 1/4 tasse de cire d'abeille

> 1 cuillère à café d'huile de vitamine E

> 1 goutte d'huile essentielle de vanille

Préparation

Dans un récipient réservé au travail de la cire d'abeille, faites fondre la cire d'abeille au bain-marie à feu très doux. Retirez du feu.

Ajoutez le reste des ingrédients à la cire fondue. Mélangez à l'aide d'une cuillère dédiée aux compositions incluant de la cire d'abeille.

Transférez le soin dans un petit récipient hermétique, idéalement un petit pot en verre. Attention, le mélange sera très chaud : assurez-vous de ne pas vous brûler.

Utilisation : Appliquez le soin sur une peau propre et massez doucement, en exécutant de petits mouvements circulaires pendant quelques minutes. Rincez ensuite abondamment.

Conservation : Vous pouvez conserver votre soin anti-vergetures pendant une durée de 3 à 6 mois dans un endroit sec et frais.

Fréquence d'utilisation : Quotidienne, une à deux fois par jour.

Sérum à la Vitamine C

Production : Approximativement 30 grammes

Temps de préparation : 30 minutes

Recommandation : Peaux matures

Guérissez et protégez votre peau grâce à ce sérum à la vitamine C. Combiner les bio-flavonoïdes et la vitamine C contenus dans ce sérum vous donne un gros avantage en terme d'antioxydant.

Ingrédients

Pour le thé :

> 1 tasse d'eau distillée

> 1 cuillère à café de zeste de citron

Pour le sérum :

> ½ cuillère à café d'huile de genévrier

> 1 cuillère à café de thé au citron

> 1 cuillère à café de gelée d'Aloé Vera

Préparation

A feu doux, faites chauffer (pas bouillir) votre eau.

Ajoutez alors vos zestes d'agrumes, le reste de vos ingrédients et laissez infuser pendant 15 minutes.

Dans un bol de petite taille, mélangez 1 cuillère à café du thé de zeste d'agrumes, l'huile de genévrier et la gelée d'Aloé Vera. Mélangez soigneusement.

Transférez ensuite votre sérum dans une petite bouteille hermétique, idéalement un petit pot en verre muni d'un bouchon en compte-goutte.

Utilisation : Appliquez entre 5 et 10 gouttes de sérum sur une peau propre.

Conservation : Vous pouvez conserver le sérum jusqu'à 3 semaines.

Fréquence d'utilisation : Quotidienne, deux fois par jour.

Sérum Anti-âge

Production : Approximativement 20 grammes

Temps de préparation : 30 minutes

Recommandation : Peaux matures

Une fois combinés, ces ingrédients se transforment en un sérum anti-âge surpuissant qui surpasse haut la main les produits cosmétiques de luxe que vous trouvez dans les chaînes spécialisées.

Ingrédients

<u>Pour le thé :</u>

> 1 tasse d'eau de rose

> 2 cuillères à café de feuilles de basilic séchées

> 2 cuillères à café de baies de genévrier séchées

> 2 cuillères à café de champignons Reishi séchés

> 2 cuillères à café de baies de Goji séchées

> 2 cuillères à café de ginseng séché

> 2 cuillères à café de thé à la myrtille

<u>Pour le sérum :</u>

> 2 cuillères à café de gelée d'Aloé Vera

> ½ cuillère à café de glycérine

> ¼ cuillère à café d'huile d'argan

> 2 cuillères à café du thé préparé pour le thé Anti-âge

Préparation

A feu doux, faites mijoter l'eau de rose, le basilic, le genévrier, les champignons, les myrtilles, le ginseng et le thé préparé. Laissez ensuite mijoter jusqu'à ce que le liquide ai réduit de moitié. Filtrez le thé et laissez refroidir.

Dans un bol de petite taille, mélangez ensuite la gelée d'Aloé Vera, la glycérine, l'huile d'argan, et 2 cuillères à café du thé. Mélangez ensuite soigneusement.

Transférez ensuite votre sérum dans une petite bouteille hermétique, idéalement un petit pot en verre muni d'un bouchon en compte-goutte.

Utilisation : Appliquez entre 5 et 10 gouttes de sérum sur une peau propre.

Conservation : Vous pouvez conserver le sérum jusqu'à 3 semaines.

Fréquence d'utilisation : Quotidienne, deux fois par jour.

Lorsqu'on y regarde de plus près

Les baies de Goji commencent à devenir populaires du fait de la teneur élevée en antioxydants et en bêta-carotènes qu'elles offrent.

En médecine traditionnelle chinoise, les baies de Goji sont réputées faciliter le sommeil et réduire le stress. Vous tirerez de grands bénéfices à les manger, si vous ne les avez pas toutes utilisées pour votre préparation.

Sérum hydratant

Production : Approximativement 45 grammes

Temps de préparation : 30 minutes

Recommandation : Peaux sèches

Lorsque les cellules de votre peau s'assèchent, votre peau vieillit de façon prématurée. Les symptômes sont toujours les mêmes : des démangeaisons, une peau trop mince et surtout, un teint terne. Ce sérum hydratant va non seulement vous aider à reconstituer le niveau des fluides nécessaires à équilibrer votre peau , mais il va apporter une grande richesse en antioxydants et des vertus anti-inflammatoires.

L'huile de cumin noir est efficace contre l'acné et déborde de vitamines A, B et C, d'acides gras essentiels et d'acides aminés. Ce sérum hydratant permet non seulement de rétablir l'équilibre et la santé de votre système hydrique, mais il va tenir l'acné en échec et réparer les épidermes abîmés.

Ingrédients

<u>Pour le thé :</u>

> 1 tasse d'eau distillée

> ½ cuillère à café de feuilles de bouleau séchées

> ½ cuillère à thé de luzerne séchée

> ½ cuillère à thé de réglisse

<u>Pour le sérum :</u>

> 1 cuillère à café d'huile de cumin noir

> 1 cuillère à café d'huile de carotte

> 2 cuillères à café de gelée d'Aloé Vera

> ½ cuillère à thé du thé précédent

Préparation

A feu doux, faites mijoter l'eau distillée, les feuilles de bouleau, la luzerne et le thé de réglisse. Laissez ensuite mijoter jusqu'à ce que le liquide ai réduit de moitié. Filtrez le thé et laissez refroidir.

Dans un bol de petite taille, mélangez ensuite les ingrédients restants et ½ cuillère à café du thé préparé. Mélangez ensuite soigneusement.

Transférez ensuite votre sérum dans une petite bouteille hermétique, idéalement un petit pot en verre muni d'un bouchon en compte-goutte.

Utilisation : Appliquez entre 5 et 10 gouttes de sérum sur une peau propre.

Conservation : Vous pouvez conserver le sérum jusqu'à 3 semaines.

Fréquence d'utilisation : Quotidienne, deux fois par jour.

Lorsqu'on y regarde de plus près

Différentes tradition médicales utilisent de longue date l'huile de graines de cumin noir: chinois, égyptiens, indiens ayurvédiques et même les grecs. Destiné initialement à éradiquer les maladies. Le cumin noir est encore mal connu du monde des cosmétiques, mais ne devrait pas tarder à rencontrer la gloire. En effet, ses propriétés antivirales, antibactériennes et anti-inflammatoires, ainsi que sa composition riche d'une multitude de vitamines, de minéraux et d'acides gras en font un ingrédient exceptionnel contre nombre d'affections cutanées.

Sérum Détox

Production : Approximativement 30 grammes

Temps de préparation : 30 minutes

Recommandation : Pores bouchés

On devrait tous profondément détoxifier notre peau au moins une fois par an. Suivant votre environnement, votre mode de vie et les quantités de toxines auxquelles vous êtes exposés quotidiennement, vous devriez peut-être même envisager de détoxifier votre épiderme une fois par mois. Ce sérum accompagnera votre détoxification pour un résultat parfait.

Ingrédients

<u>Pour le thé :</u>

> 1 tasse d'eau distillée

> 2 cuillères à café de racine de bardane hachée

> 2 cuillères à café de thé blanc

> 2 cuillères à café de racine de pissenlit hachée

> 2 cuillères à thé de Chardon-Marie

> 2 cuillères à café d'ortie séchée

<u>Pour le sérum:</u>

> 2 cuillères à café de gelée d'Aloé Vera

> 1 cuillère à café du thé précédent

Préparation

A feu doux, faites mijoter l'eau distillée, la racine de bardane, le thé blanc, la racine de pissenlit, le chardon-Marie et l'ortie. Laissez ensuite mijoter jusqu'à ce que le liquide ait réduit de moitié. Filtrez le thé et laissez refroidir.

Dans un bol de petite taille, mélangez ensuite la gelée d'Aloé Vera et 1 cuillère à café du thé préparé. Mélangez enfin soigneusement.

Transférez ensuite votre sérum dans une petite bouteille hermétique, idéalement un petit pot en verre muni d'un bouchon en compte-goutte.

Utilisation : Appliquez entre 5 et 10 gouttes de sérum sur une peau propre.

Conservation : Vous pouvez conserver le sérum jusqu'à 3 semaines.

Fréquence d'utilisation : Quotidienne, deux fois par jour.

Baume à Lèvre au Sucre de Coco

Production : Approximativement 30 grammes

Temps de préparation : 20 minutes

Recommandation : Tous les types de lèvres

Cette formule de baume à lèvre permet d'exfolier vos lèvres en préservant leur aspect rebondi et appétissant. Le sucre permet d'éliminer en douceur les peaux mortes, tandis que le beurre de coco ajouté au le miel offre un effet hydratant surprenant.

Ingrédients

> 1 cuillère à café de beurre de noix de coco

> 1 cuillère à café de sucre de noix de coco

> 1 cuillère à café de miel

Préparation

Faites fondre le beurre de noix de coco au bain-marie à feu très doux. Retirez du feu.

Ajoutez le reste des ingrédients et mélangez soigneusement.

Transférez votre soin dans un petit récipient hermétique, idéalement un petit pot en verre.

Utilisation : Appliquez le baume de gommage sur vos lèvres et massez doucement, en exécutant de petits mouvements circulaires pendant quelques minutes. Rincez ensuite abondamment.

Conservation : Vous pouvez conserver votre baume exfoliant jusqu'à 5 semaines au réfrigérateur et pendant 3 semaines dans un endroit sec et frais.

Fréquence d'utilisation : Hebdomadaire, une fois par semaine.

Baume à Lèvre au Yaourt

Production : Approximativement 60 grammes

Temps de préparation : 20 minutes

Recommandation : Tous les types de lèvres

Les amandes vont permettre d'exfolier et d'apporter les acides gras essentiels dont vos lèvres ont tellement besoin pour être douces. Le yaourt, lui, apaise les irritations. Le beurre de karité représente un hydratant idéal pour vos lèvres et n'a pas les inconvénients habituels (sécheresse, irritations) qui parasitent les nombreux baumes exfoliants du commerce.

Ingrédients

> ½ cuillère à thé de beurre de karité

> 1 cuillère à café de yaourt *

> 1 cuillère à café d'amande en poudre

> ¼ cuillère à thé de sirop d'érable

Ingrédients optionnels

> Pincée de cannelle moulue

> Goutte d'huile de menthe poivrée

> Pincée de gingembre moulu

> ⅛ cuillère à café de sel de mer (favorise le nettoyage et la guérison)

> ¼ cuillère à thé de café moulu (pour un effet stimulant)

** N'importe quel type de yaourt peut fonctionner pour cette composition, évitez toutefois les yaourts aromatisés.*

Préparation

Faites fondre le beurre de karité au bain-marie à feu très doux. Retirez du feu.

Ajoutez le reste des ingrédients et mélangez soigneusement.

Transférez votre soin dans un petit récipient hermétique, idéalement un petit pot en verre.

Utilisation : Appliquez le baume de gommage sur vos lèvres et massez doucement, en exécutant de petits mouvements circulaires pendant quelques minutes. Rincez ensuite abondamment.

Conservation : Vous pouvez conserver votre baume exfoliant jusqu'à 5 semaines au réfrigérateur et pendant 3 semaines dans un endroit sec et frais.

Fréquence d'utilisation : Hebdomadaire, deux fois par semaine.

Baume à Lèvre au Lait de Coco

Production : Approximativement 150 grammes

Temps de préparation : 30 à 40 minutes

Recommandation : Tous les types de lèvres

Voici ma formule secrète, que je partage avec vous. Je crois que c'est le meilleur baume à lèvres que vous aurez la chance d'utiliser. Le lait de coco le rend absolument sublime. L'essayer, c'est l'adopter et vos lèvres vont sentir la différence.

Ingrédients

> 8½ cuillères à café de cire d'abeille

> 5½ cuillères à café de beurre de coco

> 5½ cuillères à café d'huile de ricin

> 5½ cuillères à café d'huile de coco

> ½ cuillère à café d'huile de jojoba

> ½ cuillère à café d'huile d'avocat

> 1½ cuillère à café de lait de coco

Préparation

Dans un récipient réservé au travail de la cire d'abeille, faites fondre la cire d'abeille au bain-marie à feu très doux. Retirez du feu.

Ajoutez le reste des ingrédients à la cire fondue, à l'exception du lait de coco. Mélangez à l'aide d'une cuillère dédiée aux compositions incluant de la cire d'abeille. Une fois le mélange homogène, ajoutez le lait de coco, petit à petit, en mélangeant soigneusement.

Transférez le baume dans un petit récipient hermétique, idéalement un petit pot en verre. Attention, le mélange sera très chaud : assurez-vous de ne pas vous brûler.

Utilisation : Appliquez le baume de gommage sur des lèvres propres et massez doucement, en exécutant de petits mouvements circulaires pendant quelques minutes. Rincez ensuite abondamment.

Conservation : Vous pouvez conserver votre baume à lèvre pendant une durée de 3 à 6 mois dans un endroit sec et frais.

Fréquence d'utilisation : Selon vos besoins.

Lorsqu'on y regarde de plus près

Intégrer la cire d'abeille à la composition de vos produits de beauté est loin d'être simple, mais quelle récompense une fois que vous maîtrisez les procédures !

Baume à Lèvre à l'Abricot, Pistache et Avocat

Production : Approximativement 115 grammes

Temps de préparation : 30 minutes

Recommandation : Tous les types de lèvres

La perfection en terme de baume à lèvres... Tout simplement !

Ingrédients

> 8½ cuillères à café de cire d'abeille

> 5½ cuillères à café d'huile d'avocat

> 5½ cuillères à café d'huile de ricin

> 5½ cuillères à café d'huile de pistache

> ½ cuillères à thé d'huile de jojoba

> ½ cuillère à café d'huile d'abricot

Préparation

Dans un récipient réservé au travail de la cire d'abeille, faites fondre la cire d'abeille au bain-marie à feu très doux. Retirez du feu.

Ajoutez le reste des ingrédients à la cire fondue.

Transférez le baume dans un petit récipient hermétique, idéalement un petit pot en verre. Attention, le mélange sera très chaud : assurez-vous de ne pas vous brûler.

Utilisation : Appliquez le baume de gommage sur des lèvres propres et massez doucement, en exécutant de petits mouvements circulaires pendant quelques minutes. Rincez ensuite abondamment.

Conservation : Vous pouvez conserver votre baume à lèvre pendant une durée de 3 à 6 mois dans un endroit sec et frais.

Fréquence d'utilisation : Selon vos besoins.

Lorsqu'on y regarde de plus près

Pour offrir vos baumes à lèvres à des amis, transférez une quantité adéquate de baume dans un tout petit pot. Vous les dénicherez en vide-grenier, chez les brocanteurs... Vous pouvez même récupérer les pots des cosmétiques chimiques du commerce de luxe.

Enveloppez de joli papier et nouez un ruban... Le tour est joué !

Beauté du Corps

Les Bases

Les Gommages

Les Crèmes Hydratantes

Les Beurres Corporels

On considère les soins du corps comme un luxe superflu dont nous pourrions profiter uniquement quand la vie nous accorde un répit, où lorsque la situation devient critique : application de beurre corporel sur des jambes de crocodile en hiver, pieds en lambeaux à gommer sous peine de regards désapprobateurs en été.

Pourtant, intégrer ces soins à vos habitudes de vie permet une peau belle et saine à chaque saison et évite l'apparition des problèmes de peau.

Dans le prochain chapitre, je vous présente des recettes rapides et faciles à réaliser. Elles permettent de transférer le spa dans votre salle de bain. Prendre soin de votre corps ne sera jamais plus simple qu'avec ces recettes de gommage, soins hydratants et beurres corporels que je vous présente.

Cerise sur le gâteau, une fois joliment emballés et empaquetés, ce sont de merveilleux cadeaux à offrir à tous ceux que vous aimez.

Huile Corporelle Initiale

Production : Approximativement 230 grammes

Temps de préparation : 30 minutes

Recommandation : Tous les types de lèvres

De nombreuses recettes de ce chapitre s'appuient sur cette huile Corporelle Initiale. Elle se compose d'une association facile à faire de certaines de mes huiles préférées. Appliquez-la à même la peau pour une amélioration de votre hydratation ou incorporez-la dans les recettes qui vont suivre, toutes les utilisations de cette recette sont excellentes !

Ingrédients

> ¼ tasse d'huile d'olive

> ½ tasse d'huile de carthame

> ⅛ tasse d'huile d'avocat

> ⅛ tasse d'huile d'abricot

> 2 cuillères à café d'huile de rose

> 2 cuillères à café d'huile de carotte

Préparation

Ajoutez les ingrédients dans un bol et mélangez soigneusement.

Transférez ensuite votre huile corporelle dans un petit récipient hermétique, idéalement un petit pot en verre. Un flacon comportant un bouchon compte-gouttes ou un bouton-poussoir sera très pratique, car il facilite la répartition du soin. Enfin, la joliesse de ce flacon le rendra encore plus précieux si vous l'offrez à un proche.

Utilisation : Appliquez l'huile directement sur votre peau et massez pour la faire pénétrer dans votre épiderme.

Conservation : Conservez dans un endroit frais et sec pendant 4 à 6 mois.

Utilisation : Quotidienne, matin et soir.

Sels de Bain Détoxifiant

Production : Approximativement 3 tasses (4 à 12 bains)

Temps de préparation : 15 minutes

Recommandation : Tous les types de peau

Combiner le sel, la moutarde, l'argile et le charbon de bois va réchauffer votre corps, activer votre circulation et faciliter l'évacuation des toxines qui obstruent vos pores. Pensez à boire beaucoup d'eau pendant que vous prenez votre bain mais aussi ensuite, pour améliorer la détoxification.

Soyez prudent en sortant de votre bain, en particulier au moment de vous relever. En effet, le processus de détoxification peut entrainer des vertiges.

Inutile de vous dire que votre baignoire aura besoin d'un sérieux décrassage quand vous aurez pris votre bain !

Ingrédient

> 1 ½ tasse de sel marin pur

> 1½ tasse de sels d'Epsom

> ¼ tasse de poudre de moutarde en poudre

> ¼ tasse d'argile bentonite

> ¼ cuillère à thé de charbon actif

> 2 gouttes d'huile essentielle de pamplemousse

> 2 gouttes d'huile essentielle de citron

Préparation

Versez les ingrédients dans un petit bol et mélangez soigneusement.

Transférez le mélange dans un récipient hermétique, idéalement en verre.

Utilisation : Ajoutez ¼ à ¾ de tasse à l'eau de votre bain. Attendez que les sels soient dissous avant de pénétrer dans votre bain.

Conservation : Vous pourrez conserver vos sels pendant une durée de 3 à 6 mois dans un endroit qui devra être frais et sec.

Fréquence d'utilisation : Lorsque vous en aurez envie.

Lorsqu'on y regarde de plus près

Ajouter de la poudre de moutarde à l'eau du bain est une pratique ancestrale. Nombre de Spas proposent des bains à la moutarde et les produits de beauté comportant de la moutarde sont nombreux dans les rayons des magasins spécialisés.

Pourquoi ? Baigner son corps dans un bain comportant de la moutarde va faciliter l'ouverture des pores de votre peau, accélérer la circulation sanguine et extraire les toxines de votre corps. La moutarde va également permettre de soulager les douleurs musculaires et faire tomber la fièvre, elle atténue également les symptômes du rhume et de la grippe.

Sels de Bain au Lait

Production : Approximativement 3 tasses (4 à 12 bains)

Temps de préparation : 5 minutes

Recommandation : Tous les types de peau

Si on met de côté leur réelle capacité à apporter du réconfort, ces sels de bain au lait apaisent et adoucissent votre peau en même temps qu'elle régulent votre humeur. Après ce bain très différent de ceux que vous connaissiez jusque-là, vous aurez le plaisir de profiter d'une peau velouté et soyeuse.

Ingrédients

> 1 tasse de lait entier en poudre

> ¾ tasse de bicarbonate de soude

> ½ tasse de lait de brebis en poudre

> ½ tasse de lait de soja en poudre

> ½ tasse de lait de coco en poudre

Préparation

Versez les ingrédients dans un petit bol et mélangez soigneusement.

Transférez le mélange dans un récipient hermétique, idéalement en verre.

Utilisation : Ajoutez ¼ à ¾ de tasse à l'eau de votre bain. Attendez que les sels soient dissous avant de pénétrer dans votre bain.

Conservation : Vous pourrez conserver vos sels pendant une durée de 2 à 4 mois dans un endroit qui devra être frais et sec.

Fréquence d'utilisation : Lorsque vous en aurez envie.

Lorsqu'on y regarde de plus près

Ces sels de bain au lait feront un très beau cadeau (si vous évitez vos amis vegans, évidemment). Vous pouvez ajouter une jolie touche personnelle en ajoutant un arôme naturel.

Après avoir associé les laits en poudre, ajoutez le mélange d'huiles essentielles que vous préférez à la recette proposée dans ce livre.

Ajoutez alors le bicarbonate de soude puis transférez ensuite dans un joli récipient. Ajoutez les conseils d'utilisation.

Sels de Bain au Vinaigre

Production : Approximativement 115 grammes

Temps de préparation : 10 minutes

Recommandation : Tous les types de peau

On peut s'étonner de l'idée de mettre du vinaigre dans l'eau de son bain. Essayez et vous constaterez rapidement sa capacité surprenante à rajeunir votre peau.

Le mélange des différents vinaigres de ce soin atténue les symptômes d'un coup de soleil, mais détoxifie également votre organisme, stimule votre système immunitaire, soulage les douleurs, facilite l'élimination des bactéries et des champignons et enfin, restaurent le niveau d'acidité optimal de votre épiderme.

L'association proposée apporte également de nombreux anti-oxydants et de l'acide malique (alpha hydroxylé), qui amène l'ensemble de votre organisme au même niveau de santé et de bien-être que la peau de votre visage.

Ingrédients :

> ¼ tasse de vinaigre de cidre

> ⅛ tasse de vinaigre de riz

> ⅛ tasse de vinaigre de vin blanc

Préparation

Versez les ingrédients dans un petit bol et mélangez soigneusement.

Transférez le mélange dans un récipient hermétique, idéalement en verre.

Utilisation : Ajoutez l'ensemble de la préparation à l'eau de votre bain.

Conservation : Vous pourrez conserver votre préparation pendant une durée de 3 à 6 mois dans un endroit qui devra être frais et sec.

Fréquence d'utilisation : Lorsque vous en aurez envie.

Lorsqu'on y regarde de plus près

Cette recette est très polyvalente : vous pouvez l'adapter de plusieurs façons suivant votre type de peau.

Peaux sèches : Ajoutez 2 cuillères à café de jus d'Aloé Vera, 2 cuillères à soupe de lait de coco, ½ tasse de thé à la camomille, infusé et refroidi.

Peaux grasses : Ajoutez 1 cuillère à soupe de fleurs de lavande, 1 cuillère à soupe de romarin séché ou frais, ou 1 cuillère à soupe de sauge séchée ou fraîche. Ajoutez également des agrumes, ou 1 cuillère à soupe d'argile.

Gommage à la Courge Épicée

Production : Approximativement 350 grammes

Temps de préparation : 15 minutes

Recommandation : Tous les types de peau

Purifiez en profondeur votre peau en décapant vos pores, même au cœur des pores. Ce gommage va vous secouer...

Ingrédients

> 1 tasse de cassonade

> 1/2 tasse d'huile de coco

> 1/2 cuillère à café d'épices (de votre choix)

> 2 capsules de vitamine E

> 3 gouttes d'huile essentielle de vanille

Préparation

Versez les ingrédients dans un petit bol et mélangez soigneusement.

Transférez le mélange dans un récipient hermétique, idéalement en verre.

Utilisation : Après vous être lavé, appliquez la préparation sur l'ensemble de votre corps, en commençant par le cou et en descendant ensuite progressivement vers vos pieds. Une cuillère à soupe devrait suffire pour gommer l'ensemble de votre corps. Après application, rincez soigneusement et séchez. Nettoyer votre peau une dernière fois n'est pas nécessaire.

Conservation : Vous pourrez conserver votre préparation jusqu'à 2 semaines au réfrigérateur pour la version incluant les ingrédients frais.

Vous pouvez également conserver ce gommage pendant une durée de 2 à 4 mois dans un endroit qui devra être frais et sec.

Gommage Rose au Lait de Brebis et au Sel

Production : Approximativement 350 grammes

Temps de préparation : 15 minutes

Recommandation : Tous les types de peau

L'argile contenu dans cette recette de gommage va extraire les impuretés de votre épiderme. Le sel va exfolier, le lait de brebis hydrater. Le genévrier est une optionnelle cerise sur le gâteau : riche en vitamine C, il va accélérer la réparation et améliorer la protection de votre peau.

Ingrédients

> 1 tasse de sel gemme

> ½ tasse d'Huile Corporelle Initiale (ici)

> 2 cuillères à soupe de lait de brebis, frais ou en poudre

> 1 cuillère à soupe de thé à la rose, infusé et refroidi

> 2 cuillères à soupe d'argile rose

> ¼ tasse de pétales de rose, moulus avec précaution

> 5 à 10 gouttes de l' huile essentielle de votre choix (optionnel)

Préparation

Versez les ingrédients dans un petit bol et mélangez soigneusement.

Transférez le mélange dans un récipient hermétique, idéalement en verre.

Utilisation : Après vous être lavé, appliquez la préparation sur l'ensemble de votre corps, en commençant par le cou et en descendant ensuite progressivement vers vos pieds. Une cuillère à soupe devrait suffire pour gommer l'ensemble de votre corps. Après application, rincez soigneusement et séchez. Nettoyer votre peau ensuite n'est pas nécessaire.

Conservation : Vous pourrez conserver votre préparation jusqu'à 2 semaines au réfrigérateur pour la version incluant les ingrédients frais.

Si vous préparez votre gommage sans thé et sans lait frais de brebis, vous pouvez le conserver pendant une durée de 2 à 4 mois dans un endroit qui devra être frais et sec.

Fréquence d'utilisation : De 3 à 4 fois par semaine.

Lorsqu'on y regarde de plus près

La rose offre non seulement une odeur captivante, mais aussi des propriétés aromathérapique merveilleuses. Efficace lorsqu'il s'agit de réguler les variations d'humeur, j'utilise l'hydrolat de rose depuis l'enfance de mes enfants. Aujourd'hui encore, j'en pulvérise dans la maison et peut constater que leur humeur change rapidement.

Gommage au Café

Production : Approximativement 350 grammes

Temps de préparation : 15 minutes

Recommandation : Réduire la cellulite

Le gommage au café est actuellement très populaire auprès des jeunes femmes, surtout depuis qu'on adore partager des photos de son visage «joliment défiguré» par du marc de café sur les réseaux sociaux. Mais le café est réellement efficace pour combattre la cellulite. Sachez qu'il vaut mieux récupérer le marc de café déjà utilisé car il est encore plus efficace.

Ingrédients :

> 1 tasse de café moulu ou marc de café

> ½ tasse d'<u>Huile Corporelle Initiale</u> (<u>ici</u>)

> ½ tasse de sel gemme ou de sel de mer

Préparation

Versez les ingrédients dans un petit bol et mélangez soigneusement.

Transférez le mélange dans un récipient hermétique, idéalement en verre.

Utilisation : Après vous être lavé, appliquez la préparation sur l'ensemble de votre corps, en commençant par le cou et en descendants ensuite progressivement vers vos pieds. Une cuillère à soupe devrait suffire pour gommer l'ensemble de votre corps. Après application, rincez soigneusement et séchez. Nettoyer votre peau une dernière fois n'est pas nécessaire.

Conservation : Vous pourrez conserver vos sels pendant une durée de 2 à 3 semaines au réfrigérateur.

Fréquence d'utilisation : De 3 à 4 fois par semaine.

Lorsqu'on y regarde de plus près

Même si vous n'êtes pas un grand consommateur de café, lancez tout de même une cafetière pour bénéficier de tous les avantages de ce gommage. Vous pouvez même congeler votre marc de café pour l'utiliser plus tard. Vous pouvez même passer un cube de café congelé sur les zones à problèmes de votre peau de façon très localisée pour lutter efficacement contre la cellulite, mais également pour réduire une éventuelle inflammation de la peau de votre visage.

Gommage au Sucre de Coco

Production : Approximativement 350 grammes

Temps de préparation : 20 minutes

Recommandation : Tous types de peau

Les différents gommages au sucre existants sont tous très populaires parce qu'ils n'irritent pas la peau après utilisation. L'acide glycolique (dont le sucre est une forme naturelle) va faciliter l'élimination des cellules mortes de votre peau. Ajoutez à ces vertus la douceur qu'autorise la noix de coco et vous aurez trouver votre gommage préféré, riche en acides gras et en minéraux essentiels à la santé de votre peau.

Ingrédients

> ⅛ tasse de beurre de noix de coco

> ¼ tasse d'Huile Corporelle Initiale (ici)

> ¾ tasse de sucre de noix de coco

> ⅛ tasse de chair de noix de coco brute, râpée

> ⅛ tasse de lait de coco, frais ou en poudre

> 2 à 5 gouttes de votre huile essentielle préférée (optionnel)

Préparation

Faites fondre le beurre de noix de coco au bain-marie à feu très doux.

Ajoutez le beurre fondu au reste des ingrédients. Mélangez soigneusement.

Transférez votre soin dans un petit récipient hermétique, idéalement un petit pot en verre.

Utilisation : Après vous être lavé, appliquez la préparation sur l'ensemble de votre corps, en commençant par le cou et en descendant ensuite progressivement vers vos pieds. Une cuillère à soupe devrait suffire pour gommer l'ensemble de votre corps. Après application, rincez soigneusement et séchez. Nettoyer votre peau une dernière fois n'est pas nécessaire.

Conservation : Conservez votre soin au réfrigérateur pendant une dizaine de jours, 2 semaines au maximum. Si vous n'utilisez pas de lait de coco frais, il pourra être conservé jusqu'à une durée pouvant aller de 2 à 4 mois.

Utilisation : Quotidienne, matin et soir.

Lorsqu'on y regarde de plus près

Si l'odeur de la noix de coco vous dérange, ajoutez une huile essentielle de lavande ou d'orange, ou si vous adorez les arômes vraiment sucrés, une huile essentielle de vanille ... Et imaginez que vous êtes un dessert !

Gommage au Sel & Citron

Production : Approximativement 350 grammes

Temps de préparation : 15 minutes

Recommandation : Tous types de peau

Sa composition fait de ce gommage aux agrumes et aux huiles essentielles un véritable gâteau. Les écorces d'agrumes apportent des bio-flavonoïdes qui vont nourrir votre peau pendant que le sel la débarrasse de ses cellules mortes et l'huile équilibre son hydratation. Que demander de plus ?

Ingrédients

> 1 tasse de sel de mer

> ½ tasse d'<u>Huile Corporelle Initiale</u> (<u>ici</u>)

> ½ cuillère à thé de zestes d'agrumes

> ½ cuillère à thé de jus d'agrumes (tous types)

> 5 à 10 gouttes d'huile essentielle d'agrume de votre choix

Préparation

Dans un bol de dimension moyenne, mélangez soigneusement tous les ingrédients. Transférez votre soin dans un petit récipient hermétique, idéalement un petit pot en verre.

 Utilisation : Après vous être lavé, appliquez la préparation sur l'ensemble de votre corps, en commençant par le cou et en descendant ensuite progressivement vers vos pieds. Une cuillère à soupe devrait suffire pour gommer l'ensemble de votre corps.

Après application, rincez soigneusement et séchez. Nettoyer votre peau une dernière fois n'est pas nécessaire.

Conservation : Conservez votre soin au réfrigérateur pendant une durée pouvant aller jusqu'à 3 semaines.

Utilisation : Hebdomadaire, de 3 à 4 fois par semaine.

Lorsqu'on y regarde de plus près

Il est possible de conserver ce gommage pendant une durée variant de 3 à 5 mois, mais vous devrez ôter de la liste d'ingrédients les zestes d'agrumes frais et le jus d'agrumes. Remplacez-les par des zestes d'agrumes séchés. Préparez vos zestes d'agrumes en les disposant dans du sel, récipient ouvert, et zestes complètement recouverts, pendant 2 semaines.

Hydratant à l'huile de Chanvre

Production : Approximativement 230 grammes

Temps de préparation : 15 minutes

Recommandation : Tous types de peau

L'huile de chanvre est remplie d'acides gras essentiels, de vitamine A et E ainsi que d'une foule de composés extrêmement bénéfiques pour votre peau. Elle offre une capacité hydratante idéale au quotidien pour tous les types de peau et présente l'avantage de préserver la jeunesse de votre peau. Toutes les huiles ont une durée de vie limitée. Dans la mesure du possible, utilisez des huiles fraîchement pressées afin de rallonger d'autant la durabilité de vos soins.

Ingrédients

> 6 cuillères à soupe d'huile de chanvre

> 6 cuillères à soupe d'huile de carthame

> 3 cuillères à soupe d'huile d'olive

> 3 cuillères à soupe d'huile de jojoba

> 4 gouttes de votre huile essentielle préférée (optionnelle)

Préparation

Ajoutez les ingrédients dans un bol et mélangez soigneusement.

Transférez ensuite votre hydratant dans un petit récipient hermétique, idéalement un petit pot en verre. Un flacon comportant un bouchon compte-gouttes sera pratique dans ce cas précis, car il facilitera sa répartition sur un carré de coton et le rendra encore plus désirable si vous choisissez de l'offrir en cadeau.

Utilisation : Imbibez un carré de coton avec une petite quantité de hydratant. Essuyez alors doucement votre visage avec le coton imbibé avant de rincer soigneusement votre peau.

Vous pouvez décider de nettoyer votre peau ensuite.

Conservation : Conservez dans un endroit frais et sec pendant 3 mois et jusqu'à 5 mois au réfrigérateur.

Utilisation : Quand vous en éprouvez le besoin ou l'envie, à votre convenance.

Crème Hydratante à l'Avocat, Abricot & Noix Macadamia

Production : Approximativement 230 grammes

Temps de préparation : 15 minutes

Recommandation : Tous types de peau

Cette recette de crème hydratante est un trésor tout droit venu des tropiques qui va se révéler une aide merveilleuse pour votre peau. Cette crème hydratante pourrait vous donner l'impression qu'elle sera plus grasse que d'autres soins mais ce n'est pas le cas : elle est aisément absorbée par l'épiderme et ne laisse pas de film gras sur votre peau.

Ingrédients

> 6 cuillères à soupe d'huile d'avocat

> 3 cuillères à soupe d'huile d'abricot

> 3 cuillères à soupe d'huile de noix de macadamia

> 4 cuillères à soupe d'huile de carthame

Préparation

Versez les ingrédients dans un petit bol et mélangez soigneusement.

Transférez le mélange dans un récipient hermétique, idéalement en verre.

Utilisation : Imbibez un carré de coton avec une petite quantité de hydratant. Essuyez alors doucement votre visage avec le coton imbibé avant de rincer soigneusement votre peau.

Vous pouvez décider de nettoyer votre peau ensuite.

Conservation : Vous pourrez conserver votre préparation pendant une durée de 3 à 6 mois dans un endroit qui devra être frais et sec.

Fréquence d'utilisation : Lorsque vous en aurez envie.

Lorsqu'on y regarde de plus près

Si vous souffrez d'allergie aux noix, utilisez de l'huile d'olive plutôt que de l'huile de noix de macadamia.

Beurre Corporel à l'Abricot et au Lait de Brebis

Production : Approximativement 115 grammes

Temps de préparation : 20 minutes

Recommandation : Tous types de peau

Ce beurre corporel est facile d'utilisation dans toutes les situations, surtout si vous voyagez. Il permet une hydratation vraiment durable. Le lait de brebis rend votre peau lisse, douce et soyeuse, tandis que les acides gras essentiels améliorent son hydratation.

Ingrédients

> 2 cuillères à soupe de cire d'abeille

> 2 cuillères à soupe d'huile d'abricot

> 1 cuillère à soupe d'huile de ricin

> 2 cuillères à soupe d'huile d'avocat

> 1 cuillère à soupe de lait de brebis

Préparation

Dans un récipient réservé au travail de la cire d'abeille, faites fondre la cire d'abeille au bain-marie à feu très doux. Retirez du feu.

Ajoutez le reste des ingrédients à la cire fondue à l'exception du lait de brebis. Mélangez à l'aide d'une cuillère dédiée aux compositions incluant de la cire d'abeille. Une fois le mélange homogène, ajoutez le lait de brebis, petit à petit, en mélangeant soigneusement.

Transférez le baume dans un petit récipient hermétique, idéalement un petit pot en verre.

Choisissez de préférence un récipient large et haut, ce qui facilitera le prélèvement du contenu.

Attention, le mélange sera très chaud : assurez-vous de ne pas vous brûler.

Utilisation : Appliquez le beurre corporel sur un corps propre et faites pénétrer en massant doucement.

Conservation : Vous pouvez conserver votre beurre corporel pendant une durée de 4 à 8 mois dans un endroit sec et frais.

Fréquence d'utilisation : Selon vos besoins.

Lorsqu'on y regarde de plus près

Utiliser des bocaux de faible hauteur est une solution parfaite pour les beurres corporels. Une ouverture large et une hauteur faible permettent un prélèvement de produit pratique et efficace.

Beurre Corporel de Coco

Production : Approximativement 115 grammes

Temps de préparation : 30 minutes

Recommandation : Tous types de peau

Les bienfaits de la noix de coco sont maintenant bien connus et elle est un ingrédient incontournable dans tous les soins à apporter à votre peau. Ce beurre corporel offre simultanément les principes actifs de la chair et du lait de coco, c'est à dire une palette complète d' acides gras essentiels aux propriétés antibactériennes et antifongiques. Si ce beurre corporel est parfait pour votre corps, il fera également des merveilles pour vos pieds !

Ingrédients

> 2 cuillères à soupe de cire d'abeille

> 2 cuillères à soupe d'huile de coco

> 1 cuillère à soupe d'huile de ricin

> 2 cuillères à soupe de beurre de coco

> 1 cuillère à soupe de lait de coco

Préparation

Dans un récipient réservé au travail de la cire d'abeille, faites fondre la cire d'abeille au bain-marie à feu très doux. Retirez du feu.

Ajoutez le reste des ingrédients à la cire fondue à l'exception du lait de coco. Mélangez à l'aide d'une cuillère dédiée aux compositions incluant de la cire d'abeille. Une fois le mélange homogène, ajoutez le lait de coco, petit à petit, en mélangeant soigneusement.

Transférez le baume dans un petit récipient hermétique, idéalement un petit pot en verre.

Choisissez de préférence un récipient large et haut, ce qui facilitera le prélèvement du contenu.

Attention, le mélange sera très chaud : assurez-vous de ne pas vous brûler.

Utilisation : Appliquez le beurre corporel sur un corps propre et faites pénétrer en massant doucement.

Conservation : Vous pouvez conserver votre beurre corporel pendant une durée de 4 à 8 mois dans un endroit sec et frais.

Fréquence d'utilisation : Selon vos besoins.

Lorsqu'on y regarde de plus près

Vous pouvez préparer un cadeau très original : composez un panier à base de noix de coco, déclinant une foule de possibilités de soins et produits cosmétiques autour de ce fruit. N'oubliez pas de sélectionner de jolis pots et d'ajouter vos étiquettes personnalisées !

Baume au Beurre Corporel

Production : Approximativement 145 grammes

Temps de préparation : 30 minutes

Recommandation : Tous types de peau

Voici un véritable baume corporel reposant sur 3 types de beurres corporels différents additionnés d'acide stéarique (qu'on trouve dans le beurre d'avocat ou le beurre d'olive), dans le but de permettre une consistance similaire au beurre. Idéale si votre peau est très sèche et même craquelée, comme on peut le constater chez certaines personnes en hiver.

Ingrédients

> ¼ tasse de beurre de cacao

> ¼ tasse de beurre de karité

> 1 cuillère à café de beurre de coco

> 2 cuillères à soupe d'huile d'avocat

> 2 gouttes d'huile essentielle de votre choix (optionnel)

Préparation

Faites fondre le beurre de cacao au bain-marie à feu très doux.

Ajoutez alors le beurre de coco au bain-marie et faites fondre le mélange à feu doux.

Retirez du feu et ajoutez le beurre de karité aux beurres de cacao et de noix de coco fondus. La chaleur emmagasinée devrait être suffisante pour le faire fondre. Si ce n'est pas le cas, reprenez votre bain-marie et remuez jusqu'à dilution à feu très doux. Retirez alors du feu.

Ajoutez l'huile d'avocat et les éventuelles huiles essentielles. Mélangez soigneusement.

Transférez alors dans un petit récipient hermétique, idéalement un petit pot en verre.

Choisissez de préférence un récipient large et haut, ce qui facilitera le prélèvement du contenu.

Attention, le mélange pourrait être encore chaud lorsque vous le verserez. Assurez-vous de ne pas vous brûler.

Utilisation : Appliquez le Baume de Beurre corporel et faites pénétrer en massant doucement.

Conservation : Vous pouvez conserver votre Baume de Beurre pendant une durée de 3 à 5 mois dans un endroit sec et frais.

Fréquence d'utilisation : A votre convenance, aussi souvent que possible.

Lorsqu'on y regarde de plus près

Lorsque le beurre de karité fond et refroidit, il a tendance à cristalliser. Pour éviter ce phénomène, faites fondre votre beurre très lentement à feu très doux et transférez votre mélange immédiatement au congélateur. Ce refroidissement rapide vous assure une consistance de produit fini parfaite.

Beurre Corporel au Karité

Production : Approximativement 115 grammes

Temps de préparation : 20 minutes

Recommandation : Tous types de peau

Utilisé pur, le beurre de karité est un ingrédient qui ne supporte aucune comparaison. Il est meilleur que tous les autres ingrédients. Afin de le fluidifier et le rendre plus facile d'application, j'ai tendance à le fouetter. L'air ainsi incorporé lui donne aussi une apparence de légèreté. Qui a dit que la beauté, c'était surtout dans la tête ?

Ingrédients

> ½ tasse de beurre de karité non raffiné

> ⅛ tasse d'Huile Corporelle Initiale (ici)

> 5 gouttes d'huile essentielle de votre choix (optionnel)

Préparation

A la main, fouettez le beurre de karité vigoureusement pendant 30 secondes. Vous pouvez le réchauffer entre vos mains, enveloppé de plastique ou avec des mains désinfectées au préalable. Attention, vous ne devez pas le chauffer.

Versez ensuite l'huile Initiale et éventuellement, l'huile essentielle et continuez à fouetter pendant encore 5 minutes.

Transférez alors votre beurre au karité dans un petit récipient hermétique, idéalement un petit pot en verre.

Choisissez de préférence un récipient large et haut, ce qui facilitera le prélèvement du contenu.

Utilisation : Appliquez le Beurre au Karité et faites pénétrer en massant doucement.

Conservation : Vous pouvez conserver votre Baume de Beurre pendant une durée de 3 à 5 mois dans un endroit sec et frais.

Utilisation : A votre convenance, aussi souvent que possible.

Lorsqu'on y regarde de plus près

Énormément de beurres du commerce n'ont que peu de chose à voir avec le beurre. Dans l'industrie cosmétique, des huiles comme l'huile d'olive ou d'avocat sont ajoutées à des jus comme le jus d'Aloé Vera puis sont incorporées à de l'acide stéarique, un émulsifiant, pour donner l'apparence et la texture du beurre.

Tous les produits fabriqués à base d'acide stéarique ne sont pas forcément nocifs, mais ce ne sont décidément pas de vrais beurres et n'offrent en aucun cas les mêmes avantages.

Vendus bien plus cher que les huiles ou les jus dont ils proviennent, ces produits du commerce sont à éviter.

En revanche, en choisissant de bons ingrédients et en les associant aux bons compléments, vous remarquerez vite un changement significatif de la qualité, la texture et l'apparence de votre peau.

Masque Anti-Marques d'Acné

Ingrédients

> 4 cuillères à soupe de miel de manuka

> 4 cuillères à café de jus de citron

> 3 cuillères à café de yaourt nature

> 1 blanc d'œuf

Préparation

Dans un bol de taille moyenne, mélangez tous les ingrédients à la fourchette.

Trempez un linge propre dans cette mixture. Laissez le chiffon imbibé sur votre visage pendant une quinzaine de minutes. Rincez votre visage à l'eau tiède.

Conservation : Utilisez immédiatement après préparation.

Fréquence d'utilisation : Hebdomadaire, deux fois par semaine jusqu'à disparition des traces laissées par l'acné.

Chevelure Éclatante

Les bases

Shampooings

Après-Shampoing

Masques capillaires

Démêlants

Cire de cheveux

Disposer d'un cuir chevelu irrigué et sans excès de peaux mortes facilite la repousse et la croissance de vos cheveux en évitant les pellicules et l'excès de sébum, deux facteurs synonymes de cheveu terne et gras.

Un bon shampooing revitalisant et un masque adapté améliorent la qualité de votre chevelure sans lui infliger les inconvénients des arômes artificiels et des différents produits chimiques qui polluent l'environnement avec leur mousse inutile.

Attention toutefois : les shampooings et les après-shampoings que vous préparez dans votre cuisine ont une odeur et une consistance différentes de ceux du commerce. La plupart ne vont pas mousser et certains vont même vous donner la sensation de «décaper» vos cheveux, les faisant crisser sous vos doigts. Vous pourriez trouver vos cheveux rêches, après traitement...

Patience... Vous n'aurez pas à attendre longtemps pour constater des résultats extraordinaires !

Base de Shampoing au Thé

Production : Approximativement 345 grammes

Temps de préparation : 30 minutes

Recommandation : Tous types de cheveux

Cette base de shampoing au thé est la base de fabrication de certaines des recettes que vous trouverez dans la suite de ce livre. C'est une composition d'herbes extrêmement nutritives qui renforcent et réparent les cheveux.

Ingrédients

> 3 tasses d'eau distillée

> 1 cuillère à café de prêle séchée

> 1 cuillère à café de paille d'avoine hachée

> 1 cuillère à café de fleurs de lavande séchées

> 1 cuillère à café d'ortie séchée

> 1 cuillère à café de romarin séché

> 1 cuillère à thé de feuilles de thé vert

> 1 cuillère à café de feuilles de thé blanc

Préparation

A feu très doux, laissez mijoter l'eau et les différentes sortes de thé jusqu'à ce que le contenu ait réduit de moitié. Filtrez alors les feuilles de thé et laissez refroidir.

À l'aide d'un entonnoir, transférez dans un petit récipient hermétique, idéalement un petit pot en verre.

Utilisation : Ajoutez-la à vos recettes de shampoing quand la recette l'exige. Vous pouvez choisir de vous en servir comme liquide de rinçage.

Conservation : Conservez votre base de shampoing au réfrigérateur pendant 1 à 3 semaines maximum. Vous pouvez préparer une quantité supérieure et la congeler pour une utilisation ultérieure. Remplissez un bac à glaçons avec le produit et décongelez un cube lorsque vous en avez besoin. Vous pouvez conserver ce mélange au congélateur entre 4 et 8 mois .

Fréquence d'utilisation : A votre convenance, aussi souvent que possible.

Lorsqu'on y regarde de plus près

Si vous choisissez d'acheter vos feuilles de thé en vrac, gardez à l'esprit leurs différentes durées de conservation. Préparez vos compositions en conséquence.

Shampoing de lait de coco

Production : Approximativement 175 grammes

Temps de préparation : 20 minutes

Recommandation : Tous types de cheveux

Une des priorité à avoir à l'esprit pour conserver des cheveux sains, c'est de veiller à leur bonne hydratation. Une fois mort, le cheveu devient fragile et cassant. Ce shampoing au lait de coco déborde d'acides gras essentiels, ce qui fait de lui un shampoing presque parfait, parce qu'il va nettoyer votre chevelure, mais aussi l'hydrater.

Ingrédients

> ¼ cuillère à thé de beurre de coco

> ½ tasse de savon de Marseille liquide

> ⅛ tasse et 1 cuillère à soupe de lait de coco

> ⅛ tasse de <u>Base de Shampoing au Thé</u> (<u>ici</u>)

Préparation

Au bain-marie, faites fondre le beurre de coco à feu très doux.

Ajoutez alors le savon, le lait de coco, la base de shampoing au thé et mélangez le tout soigneusement.

Transférez alors dans un petit récipient hermétique, idéalement un petit pot en verre.

Utilisation : Lorsque vous estimez que c'est nécessaire.

Conservation : Vous pouvez conserver votre shampoing au réfrigérateur pendant une durée de 1 à 2 semaines.

Fréquence d'utilisation : A votre convenance, aussi souvent que possible.

Lorsqu'on y regarde de plus près

Si vous souhaitez ajouter une odeur à votre shampoing, utilisez tout simplement un savon de Marseille déjà parfumé.

Shampoing à l'Huile d'Argan

Production : Approximativement 230 grammes

Temps de préparation : 20 minutes

Recommandation : Tous types de cheveux

Tout droit venue du Maroc, l'huile d'Argan améliore la douceur et l'éclat de vos cheveux. Nommée autrefois «l'or liquide», cette huile est un formidable hydratant naturel que les industriels ont inclus à de nombreux produits de soins capillaires du commerce.

Ingrédients

> ½ tasse de savon de Marseille liquide

> 6 cuillères à soupe de <u>Base de Shampoing au Thé</u> (<u>ici</u>)

> ¼ de cuillère à café d'huile d'argan

> ½ cuillère à soupe de bicarbonate de soude, (optionnel, si nettoyage profond)

Préparation

Passez tous les ingrédients au mixeur une trentaine de secondes.

Transférez alors votre shampoing hydratant dans un petit récipient hermétique, idéalement un petit pot en verre muni d'un bouton poussoir.

Utilisation : Agitez vigoureusement votre récipient avant utilisation. Puis massez votre cuir chevelu avec une noix de shampoing avant de rincez. Recommencez si vous trouvez que le premier lavage ne vous apporte pas le résultat escompté.

Conservation : Conservez votre soin au réfrigérateur pendant une dizaine de jours, 2 semaines au maximum.

Fréquence d'utilisation : Lorsque vous l'estimez nécessaire.

Lorsqu'on y regarde de plus près

Le bicarbonate de soude va permettre d'écarter la couche externe du cheveu (la cuticule) ce qui va autoriser une pénétration plus profonde et l'hydratation. Veillez toutefois , lorsque vous utilisez un produit alcalin comme le bicarbonate de soude, à rééquilibrer le niveau d'acidité avec un masque à cheveu, afin de permettre à la cuticule de retrouver son état initial.

Shampoing au Vinaigre de Cidre & Glycérine

Production : Approximativement 145 grammes

Temps de préparation : 20 minutes

Recommandation : Tous types de cheveux

L'Aloé Vera va rééquilibrer le niveau d'acidité de votre cuir chevelu et faciliter la repousse des cheveux en minimisant la sensation d'irritation et les démangeaisons. Vous éviterez également les risques d'inflammation et diminuerez le risque d'apparition de pellicules. De son côté, la glycérine va hydrater vos cheveux. Vous allez adorer !

Ingrédients

> 2 cuillères à soupe de bicarbonate de soude (optionnel, si nettoyage profond seulement) ou ¼ de tasse de savon de Marseille (si shampoing fréquent)

> ½ tasse de <u>Base de shampoing au Thé</u> (ici)

> 2 cuillères à café de glycérine

> 2 cuillères à thé de vinaigre de cidre

Utilisation : Agitez vigoureusement votre récipient avant utilisation. Puis massez votre cuir chevelu avec une noix de shampoing avant de rincer. Recommencez si vous trouvez que le premier lavage ne vous apporte pas le résultat escompté.

Conservation : Conservez votre soin au réfrigérateur pendant une dizaine de jours, 2 semaines au maximum.

Fréquence d'utilisation : Lorsque vous l'estimez nécessaire.

Lorsqu'on y regarde de plus près

Si la glycérine vous fait défaut, utilisez 1 cuillère à café de miel, qui fait également office d'hydratant. A cet effet, dissolvez simplement le miel dans la base de shampoing au thé que vous aurez préalablement réchauffé.

Shampoing au Vinaigre de Cidre

Production : Approximativement 230 grammes

Temps de préparation : 15 minutes

Recommandation : Tous types de cheveux

Le vinaigre de cidre va vous permettre d'éliminer les pellicules en plus d'apporter ses propriétés antifongiques reconnues. Le résultat d'un rinçage avec une solution vinaigrée, ce sont des cheveux vraiment propres, qui crissent un peu sous les doigts. Ne vous souciez pas de l'éventuelle odeur de vinaigre, elle s'estompe rapidement.

 Ingrédients

> ½ tasse de savon de Marseille

> ¼ tasse de vinaigre de cidre

> ¼ tasse de Base de Shampoing au Thé (ici)

Préparation

Passez tous les ingrédients au mixeur une trentaine de secondes.

Transférez alors votre shampoing hydratant dans un petit récipient hermétique, idéalement un petit pot en verre muni d'un bouton poussoir.

Utilisation : Agitez vigoureusement votre récipient avant utilisation. Puis massez votre cuir chevelu avec une noix de shampoing avant de rincez. Recommencez si vous trouvez que le premier lavage ne vous apporte pas le résultat escompté.

Conservation : Conservez votre soin au réfrigérateur pendant une dizaine de jours, 2 semaines au maximum.

Fréquence d'utilisation : Lorsque vous l'estimez nécessaire.

Lorsqu'on y regarde de plus près

Le dodécylsulfate de sodium est utilisé aussi bien dans les savons, shampoings que dans les produits ménagers industriels. L'intérêt pour les industriels ? Sa capacité à créer de la mousse. Malheureusement, il décape votre peau de l'huile qui la protège et cause des irritations.

Les shampoings que vous concoctez dans votre cuisine vont nettoyer vos cheveux aussi bien que n'importe quel produit du commerce mais vous devrez vous passer de cette mousse artificielle.

Après-Shampoing Hydratant

Production : Approximativement 200 grammes

Temps de préparation : 30 minutes

Recommandation : Tous types de cheveux

Perplexe devant votre réfrigérateur ? Voici une version créative, rapide et facile d'après-shampoing. Une preuve de plus que les industriels n'ont que peu de mérite, contrairement à la nature !

Ingrédients

> 1 blanc d'œuf

> 1 cuillère à café d'huile de palme

> ½ tasse de yaourt nature

> ⅛ tasse de mayonnaise

> ½ cuillère à café de glycérine

> 1 cuillère à café de gel d'Aloé Vera

Préparation

Fouettez un blanc d'œuf en neige dans un petit bol. Réservez.

Au bain-marie, faites chauffer l'huile de palme à feu très doux.

Ajoutez alors le yaourt, la mayonnaise et la glycérine à l'huile de palme liquide et mélangez le tout soigneusement.

Intégrez le blanc d'œuf au mélange.

Transférez dans un petit récipient hermétique, idéalement un petit pot en verre.

Utilisation : Après votre shampoing, appliquez l'après-shampoing sur vos cheveux à l'aide d'un peigne à dents larges. La quantité de produit va dépendre de la longueur de vos cheveux. Rincez soigneusement.

Conservation : Conservez votre soin au réfrigérateur pendant une dizaine de jours, 2 semaines au maximum.

Fréquence d'utilisation : Lorsque vous l'estimez nécessaire.

Lorsqu'on y regarde de plus près

Si vous êtes végétalien ou végan, remplacez la mayonnaise par sa variante végétalienne et essayez le yaourt au soja.

Après-Shampoing Coco

Production : Approximativement 200 grammes

Temps de préparation : 20 minutes

Recommandation : Tous types de cheveux

Hormis sa bonne odeur, cet après-shampoing coco hydrate et nourrit vos cheveux. Naturellement, c'est un yaourt effectivement fait avec du vrai lait de coco qu'il va falloir utiliser pour cette recette, pas un yaourt aromatisé à la noix de coco.

Ingrédients

> ¼ cuillère à thé de beurre de coco

> ½ cuillère à café d'huile de palme

> ¼ de tasse de yaourt de noix de coco

> ½ tasse de lait de coco

Préparation

Au bain-marie, faites chauffer le beurre de coco et l'huile de palme à feu très doux.

Ajoutez alors le yaourt de noix de coco, le lait de coco, le mélange de beurre et d'huile et mélangez le tout soigneusement.

Transférez alors dans un petit récipient hermétique, idéalement une bouteille en verre munie d'un bouton-poussoir.

Utilisation : Après votre shampoing, appliquez l'après-shampoing sur vos cheveux à l'aide d'un peigne à dents larges. La quantité de produit va dépendre de la longueur de vos cheveux. Rincez soigneusement.

Conservation : Conservez votre soin au réfrigérateur pendant une dizaine de jours, 2 semaines au maximum.

Fréquence d'utilisation : Lorsque vous l'estimez nécessaire.

Lorsqu'on y regarde de plus près

Les après-shampoing du commerce ne contiennent que peu ou pas de noix de coco. Ils en ont tous le parfum, qui n'a aucun intérêt pour la santé de vos cheveux. Lorsque ces produits de l'industrie comportent effectivement de la noix de coco dans leur recette, c'est dans des quantités insuffisantes pour être efficace. En réalisant vous-même vos produits, vous saurez effectivement combien de vraies noix de cocos comprend votre recette.

Après-shampoing d'Œuf & Avocat

Production : Approximativement 145 grammes

Temps de préparation : 15 minutes

Recommandation : Tous types de cheveux

L'alliance du jaune d'œuf, d'avocat et d'huiles donne à cet après-shampoing l'apparence d'une crème qui se révèle d'une grande richesse. Personnellement, c'est le lait de brebis que je préfère ajouter à mes recettes, mais sentez-vous libre de le remplacer par le lait que vous aurez à disposition.

Ingrédient

> 1 avocat

> ½ tasse de <u>Base de Shampoing au Thé</u> (<u>ici</u>)

> ½ jaune d'œuf

> ½ cuillère à soupe de lait de brebis

>¼ cuillère à café d'huile de coco

>¼ cuillère à café d'huile d'olive

Préparation

Passez tous les ingrédients au mixeur en commençant par l'avocat. Continuez avec les amandes puis ajoutez ensuite le reste des ingrédients pour mixer encore et finaliser votre soin nettoyant.

Transférez votre soin nettoyant et exfoliant dans un petit récipient hermétique, idéalement un petit pot en verre.

Utilisation : Après votre shampoing, appliquez l'après-shampoing sur vos cheveux à l'aide d'un peigne à dents larges. La quantité de produit va dépendre de la longueur de vos cheveux. Rincez soigneusement.

Conservation : Conservez votre soin au réfrigérateur pendant une dizaine de jours, 2 semaines au maximum.

Fréquence d'utilisation : Lorsque vous l'estimez nécessaire.

Lorsqu'on y regarde de plus près

Le jaune d'œuf contient de nombreux ingrédients qui vont permettre de nourrir vos cheveux, comme des protéines, du soufre et les vitamines A, D et E. Une fois appliqués sur vos cheveux, ces nutriments vont pénétrer profondément dans vos cheveux et votre cuir chevelu.

Après-shampoing au Miel

Production : Approximativement 230 grammes

Temps de préparation : 30 minutes

Recommandation : Tous types de cheveux

On associe le plus souvent le miel à une sucrerie, pourtant, quand il s'agit de prendre soin de votre peau et de vos cheveux, il est bien plus que ça. Riche en enzymes qui accélèrent les processus biochimiques, truffé de nutriments et antioxydants, il apporte également de nombreuses propriétés antibactériennes. Enfin, le miel améliore l'aptitude de la peau et des cheveux à conserver leur hydratation.

Ingrédient

> 1 cuillère à café d'huile de palme

> 1 cuillère à soupe de miel

> 1 tasse de <u>Base de Shampoing au Thé</u> (<u>ici</u>)

> 1 cuillère à soupe de glycérine

Préparation

Liquéfiez l'huile de palme à feu très doux. Retirez du feu.

Ajoutez le reste des ingrédients et mixez 10 ou 20 secondes au mixeur.

Ajoutez alors l'huile de palme fondue et mixez encore une quinzaine de secondes.

Transférez votre soin nettoyant et exfoliant dans un petit récipient hermétique, idéalement un petit pot en verre.

Utilisation : Après votre shampoing, appliquez l'après-shampoing sur vos cheveux à l'aide d'un peigne à dents larges. La quantité de produit va dépendre de la longueur de vos cheveux. Rincez soigneusement.

Conservation : Conservez votre soin au réfrigérateur pendant une dizaine de jours, 2 semaines au maximum.

Fréquence d'utilisation : Lorsque vous l'estimez nécessaire.

Lorsqu'on y regarde de plus près

Le miel cru est évidemment le meilleur miel à utiliser pour vos soins de peau et vos traitements capillaires. Par définition, le miel cru est un produit qui n'a jamais été traité thermiquement ou pasteurisé. Évitez également les miels produits hors de la zone européenne. Des «usines à miel» sévissent en Chine et ailleurs, où les abeilles sont enfermées dans des hangars aveugles où des bacs d'eau sucrée remplacent le pollen des fleurs avec pour résultat un miel ne possédant aucune des qualités attendues.

En optant pour du miel cru produit au mieux en France et au pire en Union Européenne, vous pourrez profiter de substances nutritives intactes incluant des enzymes, des antioxydants et des nutriments plus actifs, plus bénéfiques pour vos cheveux.

Masque à la Bière

Production : Approximativement 180 grammes

Temps de préparation : 20 minutes

Recommandation : Tous types de cheveux

Une recette de grand-mère laisse penser que la bière fait pousser les cheveux, augmente leur volume et améliore leur brillance... Bien que je n'ai rien constaté de tel et qu'aucune étude scientifique ne permette d'aller dans le sens de nos ainés, une réalité existe derrière cette croyance : les protéines que comportent la bière renforce les cuticules de vos cheveux, un préalable à la bonne croissance du cheveu.

Ingrédients

> 1 blanc d'œuf

> 1 jaune d'œuf

> ½ tasse de bière

> 1 cuillère à soupe de vinaigre de cidre

> 1 cuillère à soupe de <u>Base de Shampoing au Thé</u> (ici)

Préparation

Fouettez un blanc d'œuf en neige, réservez.

Mixez le reste des ingrédients afin d'obtenir un mélange homogène. Alors, incorporez le blanc d'œuf aux autres ingrédients.

Transférez votre masque dans un petit récipient hermétique, idéalement un petit pot en verre.

Utilisation : Appliquez le masque sur vos cheveux, idéalement avant de vous doucher ou vous baigner. Couvrez vos cheveux d'un bonnet de douche ou d'un sac en plastique. Laissez agir le masque pendant une durée pouvant varier de 5 à 30 minutes, dépendamment de la longueur de vos cheveux et du résultat escompté puis lavez et rincez.

Conservation : Utilisez ce masque de préférence immédiatement après l'avoir préparé. Vous pourrez cependant le conserver au réfrigérateur pendant une semaine

Fréquence d'utilisation : Quand vous l'estimez nécessaire.

Lorsqu'on y regarde de plus près

Vous êtes pressé par le temps ? Effectuez uniquement le rinçage de vos cheveux avec de la bière. Acide, elle refermera les cuticules de vos cheveux et lissera la surface de vos cheveux, ce qui leur donne du brillant. N'importe quelle bière fait l'affaire.

Masque au Miel & Avocat

Production : Approximativement 145 grammes

Temps de préparation : 10 minutes

Recommandation : Tous types de cheveux

Le miel va hydrater vos cheveux, alors que l'avocat, l'œuf et le lait de coco vont apporter des acides gras essentiels et des protéines à vos cheveux afin de préserver la bonne santé de vos cuticules.

Ingrédients

> 1 œuf

> 1 avocat

> ¼ de tasse de lait de coco

> ¼ tasse de <u>Base de Shampoing au Thé</u> (ici)

> 1 cuillère à soupe de miel

Préparation

Mixez tous les ingrédients en mixant par intervalles de temps de 10 à 20 secondes, jusqu'à obtenir un mélange lisse.

Transférez votre soin nettoyant et exfoliant dans un petit récipient hermétique, idéalement un petit pot en verre.

Utilisation : Appliquez le masque sur vos cheveux, idéalement avant de vous doucher ou vous baigner. Couvrez vos cheveux d'un bonnet de douche ou d'un sac en plastique. Laissez agir le masque pendant une durée pouvant varier de 5 à 30 minutes, dépendamment de la longueur de vos cheveux et du résultat escompté puis lavez et rincez.

Conservation : Utilisez ce masque de préférence immédiatement après l'avoir préparé. Vous pourrez cependant le conserver au réfrigérateur pendant une semaine

Fréquence d'utilisation : Quand vous l'estimez nécessaire.

Masque à l'Huile de Chanvre & Coco

Production : Approximativement 130 grammes

Temps de préparation : 20 minutes

Recommandation : Tous types de cheveux

C'est l'huile de chanvre qui fait le charme et l'intérêt de cette préparation. Il est riche en protéines protectrices et facilite le maintien en bonne santé de vos cheveux. Les autres ingrédients ont toute leur place dans cette recette, chacun apportant des améliorations et des avantages pour la santé de vos cheveux.

Ingrédients

> ¼ tasse de <u>Base de shampoing au Thé</u> (<u>ici</u>)

> 2 cuillères à soupe de jus d'Aloé Vera

> 1 cuillère à café d'huile de coco

> 1 cuillère à café d'huile d'olive

> 1 cuillère à café d'huile de chanvre

> 1 cuillère à café de vinaigre de cidre

Préparation

Mixez tous les ingrédients par intervalles de 10 à 20 secondes, jusqu'à obtenir un mélange lisse.

Transférez votre soin nettoyant et exfoliant dans un petit récipient hermétique, idéalement un petit pot en verre.

Utilisation : Appliquez le masque sur vos cheveux, idéalement avant de vous doucher ou vous baigner. Couvrez vos cheveux d'un bonnet de douche ou d'un sac en plastique. Laissez agir le masque pendant une durée pouvant varier de 5 à 30 minutes, dépendamment de la longueur de vos cheveux et du résultat escompté puis lavez et rincez.

Conservation : Utilisez ce masque de préférence immédiatement après l'avoir préparé. Vous pourrez cependant le conserver au réfrigérateur pendant une semaine

Fréquence d'utilisation : Quand vous l'estimez nécessaire. Si vous avez les cheveux gras, je recommande ce masque au moins une fois par mois.

Lorsqu'on y regarde de plus près

Le débat est toujours ouvert sur l'efficacité de pénétration des protéines naturelles contenues dans nos recettes de soins cosmétiques maison par rapport à celle des protéines hydrolysées utilisées dans les produits industriels.

Utiliser une grande variété de sources de protéines naturelles différentes vous permet de déterminer la ou les sources de protéines vous procurant le plus de bénéfices et s'intégrant le mieux à votre peau.

Masque au Vinaigre de Pomme & Citron

Production : Approximativement 290 grammes

Temps de préparation : 20 minutes

Recommandation : Tous types de cheveux

Si vous cherchez à détoxifier vos cheveux, les propriétés éclaircissantes et acides du vinaigre de cidre, des fraises et du citron vont faire de ce masque votre solution préférée. L'addition de l'argile permet de vous débarrasser des impuretés qui s'accumulent sur votre cuir chevelu. Attention toutefois à bien filtrer les fraises que vous allez utiliser... une fois que les graines des fraises sont logées dans vos cheveux, il est difficile de s'en débarrasser.

Ingrédients

> ½ tasse de vinaigre de cidre

> ½ tasse de <u>Base de Shampoing au Thé</u> (<u>ici</u>)

> 2 fraises

> 1 cuillère à soupe de jus de citron

> 1 cuillère à soupe d'argile kaolin

Préparation

Mixez tous les ingrédients en mixant par intervalles de temps de 10 à 20 secondes, jusqu'à obtenir un mélange lisse.

Transférez votre soin nettoyant et exfoliant dans un petit récipient hermétique, idéalement un petit pot en verre.

Utilisation : Appliquez le masque sur vos cheveux, idéalement avant de vous doucher ou vous baigner. Couvrez vos cheveux d'un bonnet de douche ou d'un sac en plastique. Laissez agir le masque pendant une durée pouvant varier de 5 à 30 minutes, dépendamment de la longueur de vos cheveux et du résultat escompté puis lavez et rincez.

Conservation : Utilisez ce masque de préférence immédiatement après l'avoir préparé. Vous pourrez cependant le conserver au réfrigérateur pendant une semaine

Fréquence d'utilisation : Quand vous l'estimez nécessaire.

Lorsqu'on y regarde de plus près

Vos cheveux sont comme les pores de votre peau : ils ont besoin d'un nettoyage en profondeur régulièrement si vous voulez qu'ils restent en bonne santé. Le sébum aggloméré aux impuretés, aux effets de la pollution et aux produits chimiques va laisser des traces sur votre cuir chevelu et abîmer celui-ci. La fréquence de ce nettoyage profond va varier selon votre type de cheveux, votre environnement et votre mode de vie. Trouvez la fréquence qui vous convient en incluant vos spécificités, comme le fait de fumer ou d'utiliser des produits cosmétiques industriels.

Masque à la Banane, Miel & Lait

Production : Approximativement 70 grammes

Temps de préparation : 20 minutes

Recommandation : Cheveux secs

La banane, du fait de sa richesse en vitamines A, E, C, ainsi qu'en potassium, représente une addition fabuleuse à vos masques capillaires. Particulièrement recommandé si vous avez les cheveux secs, souffrez de démangeaisons et avez tendance à être importunés par les pellicules.

Ingrédients

> 1 banane

> ⅛ cuillère à café de miel

> ⅛ cuillère à café de lécithine

> 1 ½ cuillère à soupe de yaourt

> 2 cuillères à soupe de lait de riz

> 1 cuillère à soupe de lait de coco

Ingrédients Optionnels :

> 1 cuillère à café d'œuf (tous les types de cheveux)

> 1 cuillère à café de vinaigre de cidre (tous les types de cheveux)

> ¼ de cuillère à café d'argile (cheveux gras)

> ¼ avocat (cheveux gras)

> ¼ à ½ cuillère à café d'huile de jojoba (cheveux secs)

> ⅛ cuillère à café d'huile de germe de blé (cheveux secs)

Préparation

Mixez tous les ingrédients en mixant par intervalles de temps de 10 à 20 secondes, jusqu'à obtenir un mélange lisse.

Transférez votre soin nettoyant et exfoliant dans un petit récipient hermétique, idéalement un petit pot en verre.

Utilisation : Appliquez le masque sur vos cheveux, idéalement avant de vous doucher ou vous baigner. Couvrez vos cheveux d'un bonnet de douche ou d'un sac en plastique. Laissez agir le masque pendant une durée pouvant varier de 5 à 30 minutes, dépendamment de la longueur de vos cheveux et du résultat escompté puis lavez et rincez.

Conservation : Utilisez ce masque de préférence immédiatement après l'avoir préparé. Vous pourrez cependant le conserver au réfrigérateur pendant une semaine

Fréquence d'utilisation : Quand vous l'estimez nécessaire.

Lorsqu'on y regarde de plus près

Si vous ajoutez des ingrédients, pensez à la consistance de votre produit. Si elle est trop liquide ou trop épaisse, votre préparation posera des difficultés d'application. Si c'est nécessaire, n'hésitez pas à ajouter l'un ou l'autre des ingrédients pour obtenir une bonne consistance. Vos cheveux prélèveront ce dont ils ont besoin et le surplus, naturel, ne posera de problème à personne.

Masque d'huile de Camélia anti-frisottis

Production : Approximativement 20 grammes

Temps de préparation : 20 minutes

Recommandation : Cheveux frisottés et cassants

L'huile de camélia possède des propriétés hydratantes et un niveau étonnant d'antioxydants. Associée aux autres huiles qui composent cette recette, cette huile étonnante va vous offrir la possibilité d'avoir une chevelure éclatante et une hydratation équilibrée qui va vous épargner la sécheresse du cheveu, cette calamité.

Ingrédients

> ½ cuillère à café d'huile de palme

> ½ cuillère à soupe d'huile de camélia

> ½ cuillère à soupe d'huile de jojoba

> ¼ de tasse de jus d'Aloé Vera

> ½ cuillère à café de glycérine

Préparation

Au bain-marie, faites chauffer l'huile de palme à feu très doux.

Ajoutez alors les autres ingrédients et passez le tout au mixeur pendant une durée de 15 à 35 secondes.

Transférez alors dans un petit récipient hermétique, idéalement un petit pot en verre.

Utilisation : Appliquez le masque sur vos cheveux, idéalement avant de vous doucher ou vous baigner. Couvrez vos cheveux d'un bonnet de douche ou d'un sac en plastique. Laissez agir le masque pendant une durée pouvant varier de 5 à 30 minutes, dépendamment de la longueur de vos cheveux et du résultat escompté puis lavez et rincez.

Conservation : Utilisez ce masque de préférence immédiatement après l'avoir préparé. Vous pourrez cependant le conserver au réfrigérateur pendant une semaine

Fréquence d'utilisation : Quand vous l'estimez nécessaire.

Lorsqu'on y regarde de plus près

L'huile de camélia est une huile résultant de l'extraction de la *Camellia sinensis,* ou théier. Les thés oolong, noir, vert, et le thé blanc proviennent de la même plante.

Démêlant à l'Orme

Production : Approximativement 290 grammes

Temps de préparation : 30 minutes

Recommandation : Cheveux emmêlés

L'orme glissant et la mousse irlandaise sont des sources naturelles de mucilage (une substance visqueuse riche en protéines), qui fournit le glissement recherché pour éviter les cheveux emmêlés. L'Aloé Vera équilibre les niveaux de pH et resserre les cuticules des cheveux, mais vous pouvez vous en passer si vous ne l'avez pas sous la main. Le soin sera toujours un démêlant efficace.

Ingrédients

Pour le thé:

> 2 tasses de Base Shampoing au Thé (ici)

> ¼ tasse de racine d'Orme rouge (évitez la poudre, préférez-lui les morceaux de racine; la poudre est très difficile à filtrer)

> 3 cuillères à soupe de mousse d'Irlande ou Goémon Blanc (évitez la poudre pour les mêmes raisons)

<u>Pour la solution à pulvériser :</u>

> ¼ de tasse de jus d'Aloé Vera

> ½ cuillère à café de glycérine

> ½ tasse de thé

Préparation

A feu très doux, laissez mijoter l'eau, la mousse irlandaise, la racine d'Orme rouge et la base de shampoing au thé jusqu'à ce que le contenu ait réduit de moitié. Filtrez et laissez refroidir.

Dans un bol de taille moyenne, ajoutez le jus d'Aloé Vera et la glycérine à ½ tasse de thé. Mélangez soigneusement.

À l'aide d'un entonnoir, transférez dans un petit récipient hermétique, idéalement un petit pot en verre muni d'un bouchon avec pulvérisateur.

Utilisation : Pulvérisez la solution démêlante sur vos cheveux humides et peignez-les avec précaution et douceur.

Conservation : Conservez votre soin au réfrigérateur pendant une dizaine de jours, 2 semaines au maximum.

Fréquence d'utilisation : Quand vous l'estimez nécessaire.

Lorsqu'on y regarde de plus près

Les démêlants du commerce vont probablement vous apporter l'effet que vous recherchez : des cheveux souples et fluides. Mais ils vont recouvrir vos cheveux de polymères synthétiques, d'huiles et d'acides artificiels. Ces produits artificiels et chimiques vont vous donner l'illusion d'avoir le résultat recherché mais leur utilisation répétée finira inévitablement par endommager vos cheveux.

Démêlant au Vinaigre de cidre

Production : Approximativement 290 grammes

Temps de préparation : 15 minutes

Recommandation : Cheveux emmêlés

Pensez à vos cuticules de cheveux comme les tuiles d'un toit. Le vinaigre de cidre de pomme les aide à rester serrées pour offrir une surface lisse et attrayante. Ce démêlant lissant donne également à vos cheveux un éclat merveilleux.

Ingrédients

> ⅛ tasse de vinaigre de cidre

> ⅛ tasse de <u>Base de Shampoing au Thé</u> (<u>ici</u>)

> ¼ cuillère à thé d'huile de jojoba

> ¼ cuillère à thé de glycérine

Préparation

Dans un bol de taille moyenne, mélangez tous les ingrédients soigneusement.

À l'aide d'un entonnoir, transférez dans un petit récipient hermétique, idéalement un petit pot en verre muni d'un bouchon-pulvérisateur.

Utilisation : Pulvérisez la solution démêlante sur vos cheveux humides et peignez-les avec précaution et douceur.

Conservation : Conservez votre soin au réfrigérateur pendant une dizaine de jours, 2 semaines au maximum.

Utilisation : Quotidienne, matin et soir.

Cire à cheveux

Production : Approximativement 100 grammes

Temps de préparation : 40 minutes

Recommandation : Tous types de cheveux

Comme la laque ou le gel, la cire à cheveux va vous permettre de discipliner vos cheveux. La cire présente l'avantage de ne pas assécher vos cheveux, contrairement aux gels ou aux laques de commerce. Le gel va, au contraire, hydrater vos cheveux et améliorer la santé de vos cheveux, tout en permettant d'avoir l'élégance que vous recherchez.

Ingrédients

> 2 cuillères à soupe de cire d'abeille

> 3 cuillères à soupe d'huile de palme

> 2 cuillères à soupe d'huile de jojoba

> 2 à 8 gouttes de l'huile essentielle de votre choix (optionnel)

Préparation

Dans un récipient réservé au travail de la cire d'abeille, faites fondre la cire d'abeille au bain-marie à feu très doux. Retirez du feu.

Ajoutez l'huile de palme et mélangez soigneusement à l'aide d'une cuillère dédiée aux compositions incluant la cire d'abeille.

Transférez le baume dans un petit récipient hermétique, idéalement un petit pot en verre. Attention, le mélange sera très chaud : assurez-vous de ne pas vous brûler.

Utilisation : Prélevez une dizaine de grammes de produit entre vos mains et appliquez-la sur vos cheveux. Modelez vos cheveux comme vous le souhaitez.

Conservation : Conservez votre cire dans un endroit frais et sec, jusqu'à 1 an.

Utilisation : Comme vous le souhaitez.

Lorsqu'on y regarde de plus près

Ajouter une huile essentielle à une recette peut complètement changer la façon dont vous réagissez à son utilisation. Procédez toujours par étape et essayez une recette de soin sans la modifier avant d'y ajouter votre touche personnelle. Ces modifications, faites-les avec précaution, en notant dans un carnet vos modifications et en testant cette nouvelle recette sur une petite partie de votre peau avant de l'appliquer normalement. Vous pouvez avoir de bonnes comme de mauvaises surprises !

Cire au Beurre de Karité

Production : Approximativement 115 grammes

Temps de préparation : 40 minutes

Recommandation : Tous types de cheveux, mais surtout les cheveux secs

Cette cire à cheveu est bien plus riche en acides gras essentiels que les autres cires proposées par ce livre. Si vos cheveux sont secs et cassants, vous allez probablement adorer cette nouvelle cire.

Ingrédients

> 3 cuillères à soupe de cire d'abeille

> 2 cuillères à soupe de beurre de coco

> 1 cuillère à soupe de glycérine

> 2 cuillères à soupe de beurre de karité

Préparation

Dans un récipient réservé au travail de la cire d'abeille, faites fondre la cire d'abeille au bain-marie à feu très doux. Retirez du feu.

Ajoutez le beurre de coco et la glycérine et mélangez soigneusement à l'aide d'une cuillère dédiée aux composition incluant la cire d'abeille. Retirez du feu.

Ajoutez le beurre de karité.

Transférez le baume dans un petit récipient hermétique, idéalement un petit pot en verre. Attention, le mélange sera très chaud : assurez-vous de ne pas vous brûler.

Utilisation : Prélevez une dizaine de grammes de produit entre vos mains et appliquez-la sur vos cheveux. Modelez vos cheveux comme vous le souhaitez.

Conservation : Conservez votre cire dans un endroit frais et sec, jusqu'à 1 an.

Utilisation : Comme vous le souhaitez.

Lorsqu'on y regarde de plus près

La cire à cheveu comporte encore un avantage déterminant : Au passage, elle tend à hydrater vos mains et vos cuticules. Pensez simplement à masser vos cuticules pour en tirer tous les avantages.

Hygiène

Dentifrice

Manucure

Soins des mains

Soin des pieds

Déodorants

Parfums

Voici mes recettes relatives à l'hygiène et à la préservation d'une santé optimale de vos dents, vos ongles et vos pieds. Ces produits d'hygiène sont simples et amusants à réaliser. Vous aurez probablement l'occasion d'organiser des séances de SPA à domicile : Préparez vos produits de soin, appliquez-les, et PA-PO-TEZ !!

Profitez des joies de la conversation pendant que les composants actifs de vos recettes hydratent et embellissent votre corps.

Dentifrice Amarante & Bicarbonate

Production : Approximativement 60 grammes

Temps de préparation : 15 minutes

Recommandation : Hygiène orale

Le bicarbonate de soude est régulièrement utilisé dans les compositions de dentifrice artisanal pour sa capacité à nettoyer les dents. L'amarante permet d'atténuer l'aspect abrasif du bicarbonate de soude. Une sensation de fraîcheur est toujours appréciée après le brossage : vous pouvez évidemment ajouter une touche d'arôme, comme une pointe de menthe poivrée ou un soupçon de menthe verte à votre dentifrice maison.

Ingrédients

> ⅛ tasse de graines d'amarante

> ⅛ tasse de bicarbonate de soude * (ou de poudre de racine d'iris, pour les dents sensibles)

> 1½ cuillère à café de glycérine

> 2 à 10 gouttes de l'huile essentielle de votre choix**

* Demandez à votre dentiste si le bicarbonate de soude convient à vos dents.

** Certaines huiles essentielles sont déconseillées en usage interne. Vous pouvez également utiliser la vanille ou menthe.

Préparation

Dans un bol de taille moyenne, mélangez les graines d'amarante au bicarbonate (ou à la racine d'iris) et au reste des ingrédients.

À l'aide d'un entonnoir, transférez dans un petit récipient hermétique, idéalement un petit pot en verre muni d'un bouchon-pulvérisateur.

Utilisation : Versez un peu de produit sur votre brosse à dents. Si votre dentifrice-maison ne mousse pas, c'est normal, ne vous inquiétez pas.

Conservation : Conservez votre soin au réfrigérateur pendant 1 ou 2 semaines à température ambiante, de 2 à 4 mois au réfrigérateur.

Fréquence d'utilisation : Quotidienne, matin et soir.

Lorsqu'on y regarde de plus près

La controverse à propos du bicarbonate de soude et de son inno-cuité lorsqu'il est utilisé au quotidien subsiste du fait de l'abrasivité de ce produit. Avant d'utiliser quotidiennement le bicarbonate de soude ou la racine d'iris, parlez-en à votre dentiste.

Dentifrice à l'Amarante & Beurre de Coco

Production : Approximativement 115 grammes

Temps de préparation : 25 minutes

Recommandation : Hygiène orale

Après avoir échangé sur le sujet du dentifrice artisanal avec de nombreux dentistes, avoir fait de nombreux essais et une longue suite de modifications et de rectifications, la recette qui suit est née.

Ingrédients

> 6 cuillères à soupe de beurre de coco

> ½ tasse de graines d'amarante

> 3 cuillères à café de glycérine

> 1 goutte d'huile essentielle de menthe poivrée

Préparation

Faites fondre le beurre de noix de coco au bain-marie à feu très doux. Retirez du feu.

Ajoutez la glycérine et mélangez de nouveau. Ajoutez ensuite les graines d'amarante et mélangez. Ajoutez alors l'huile essentielle de menthe poivrée et mélangez soigneusement.

Transférez votre soin dans un petit récipient hermétique, idéalement un petit pot en verre.

Fréquence d'utilisation : Déposez un peu de produit sur votre brosse à dents. Si votre dentifrice-maison ne mousse pas, c'est normal, ne vous inquiétez pas.

Conservation : Conservez votre soin au réfrigérateur pendant 1 ou 2 semaines à température ambiante, de 2 à 4 mois au réfrigérateur.

Utilisation : Quotidienne, matin et soir.

Bain de bouche au Tournesol & Sésame

Production : Approximativement 60 grammes

Temps de préparation : 5 minutes

Recommandation : Hygiène orale

Les huiles de tournesol et de sésame sont très régulièrement citées parmi les ingrédients les plus bénéfiques pour votre santé. Évidemment, l'huile de coco est probablement encore plus recommandable mais son goût prononcé peut repousser certains d'entre vous. Si c'est votre cas, cette recette est pour vous.

Ingrédients

> 2 cuillères à soupe d'huile de sésame

> 2 cuillères à soupe d'huile de tournesol

> 1 goutte d'huile essentielle de girofle, de cannelle, de menthe poivrée, de citron ou de romarin (une goutte en tout... Pas une goutte de chaque !) *

* Certaines huiles essentielles sont déconseillées en usage interne. Vous pouvez également utiliser la vanille ou la menthe.

Préparation

Dans un bol de taille moyenne, versez les huiles de sésame et de tournesol et mélangez soigneusement ces ingrédients.

À l'aide d'un entonnoir, transférez dans un petit récipient hermétique, idéalement un petit pot en verre muni d'un bouchon-pulvérisateur.

Utilisation

Après vous être brossé les dents, prenez 1 cuillère à soupe de votre bain de bouche pendant 5-20 minutes et faites-le circuler partout dans votre bouche. Recrachez le liquide après utilisation. Vous pouvez profiter du temps passé sous la douche.

Conservation : Conservez votre soin au réfrigérateur pendant 3 à 5 mois.

Fréquence d'utilisation: Hebdomadaire, 3 fois par semaine.

Lorsqu'on y regarde de plus près

La médecine ayurvédique a fait des bains de bouche une routine participant d'un système global visant à préserver votre santé. L'huile va permettre de capturer les bactéries et autres toxines logées dans votre bouche pour finalement les expulser lorsque vous recracherez le bain de bouche.

Il est préférable de se rincer la bouche à l'eau après le bain de bouche.

Bain de Bouche au Beurre de Coco

Production : Approximativement 60 grammes

Temps de préparation : 5 minutes

Recommandation : Hygiène orale

Du fait de ses propriétés antibactériennes, le beurre de noix de coco se révèle un choix évident quand on cherche un bain de bouche efficace. En effet, l'acide laurique représente la moitié des corps gras présents dans le beurre de noix de coco. Essayez de vous procurer du beurre de coco brut, vous obtiendrez de biens meilleurs résultats.

Ingrédients

> ¼ tasse de beurre de coco

> 2 gouttes d'huile essentielle de girofle, de cannelle, de menthe poivrée, de citron ou de romarin (une goutte en tout... Pas une goutte de chaque !) *

* Certaines huiles essentielles sont déconseillées en usage interne. Vous pouvez également utiliser la vanille ou la menthe.

Préparation

Faites fondre le beurre de noix de coco au bain-marie à feu très doux. Retirez du feu.

Ajoutez les autres ingrédients et mélangez. Ajoutez alors l'huile essentielle (optionnel) et mélangez de nouveau soigneusement.

Transférez votre soin dans un récipient hermétique, idéalement un petit pot en verre de faible hauteur pour des raisons pratiques.

Vous pouvez également verser le mélange dans un moule à usage unique d'une contenance équivalente à 1 cuillère à soupe. Un moule pour chocolats sera parfait.

Utilisation : Après vous être brossé les dents, prenez le contenu d'une des formes de votre moule à chocolat et laissez-le fondre dans votre bouche pendant 5-20 minutes. Recrachez le liquide après utilisation. Vous pouvez profiter du temps passé sous la douche.

Conservation : Conservez votre soin au réfrigérateur pendant 3 à 5 mois.

Fréquence d'utilisation : Hebdomadaire, 3 fois par semaine.

Lorsqu'on y regarde de plus près

Les huiles essentielles proposées pour cette recette présentent toutes des bénéfices en terme d'hygiène bucco-dentaire. Cela va de la santé de vos gencives à la fraîcheur de votre haleine.

Néanmoins, l'efficacité des huiles essentielles comporte ses inconvénients et leur utilisation peut s'avérer agressive. Par précaution, veillez à ne jamais ajouter plus de 2 gouttes d'huile essentielle par ¼ tasse de beurre de coco.

Bain de Bouche au Bicarbonate

Production : Approximativement 460 grammes

Temps de préparation : 15 minutes

Recommandation : Hygiène orale

Ce bain de bouche procure tous les bienfaits d'un brossage au bicarbonate de soude mais sans l'abrasion de l'action mécanique. Contrairement aux bains de bouche du commerce, il ne contient pas d'alcool.

Ingrédients

> 2 tasses d'hydrolat de menthe poivrée ou d'eau distillée

> 1 cuillère à soupe de bicarbonate de soude

> 2 gouttes d'huile essentielle de cannelle, citron ou menthe poivrée (une goutte en tout... Pas une goutte de chaque !) *

* Certaines huiles essentielles sont déconseillées en usage interne. Vous pouvez également utiliser la vanille ou la menthe.

Préparation

Dans un bol de taille moyenne, mélangez les huiles de sésame et de tournesol et mélangez soigneusement ces ingrédients.

À l'aide d'un entonnoir, transférez dans un petit récipient hermétique, idéalement un petit pot en verre muni d'un bouchon-pulvérisateur.

Utilisation

Après vous être brossé les dents, prenez 1 cuillère à soupe de votre bain de bouche pendant 5-20 minutes et faites-le circuler partout dans votre bouche. Recrachez le liquide après utilisation. Vous pouvez profiter du temps passé sous la douche.

Conservation : Conservez votre soin au réfrigérateur jusqu'à 4 semaines.

Utilisation : Quand vous le jugez nécessaire.

Lorsqu'on y regarde de plus près

Le débat est ouvert sur l'intérêt de l'alcool dans un bain de bouche. L'alcool va éliminer les bactéries et les déchets qui s'accumulent entre vos dents, mais l'alcool ne va pas améliorer votre état de santé dans son ensemble. N'en ajoutez pas à vos recettes maison, c'est inutile.

Bain de Bouche au Vinaigre de Cidre

Production : Approximativement 115 grammes

Temps de préparation : 10 minutes

Recommandation : Hygiène orale

Le vinaigre de cidre va permettre de vous débarrasser de la plaque dentaire et d'éliminer les bactéries. Attention, utiliser du vinaigre de cidre peut endommager l'émail sur vos dents, du fait de son acidité. Diluez le vinaigre de cidre à l'aide d'hydrolat et ne l'utilisez qu'une seule fois par mois permet de sécuriser votre émail tout en nettoyant votre bouche en profondeur.

Ingrédients

> ¼ tasse de vinaigre de cidre

> ¼ tasse d'hydrolat de lavande

Préparation

Mélangez les ingrédients dans un bol de taille moyenne et mélangez avec soin.

À l'aide d'un entonnoir, transférez dans un petit récipient hermétique, idéalement un petit pot en verre muni d'un bouchon-pulvérisateur.

Utilisation

Après vous être brossé les dents, prenez 1 cuillère à soupe de votre bain de bouche pendant 5-20 minutes et faites-le circuler partout dans votre bouche. Recrachez le liquide après utilisation. Vous pouvez profiter du temps passé sous la douche.

Conservation : Conservez votre soin au réfrigérateur jusqu'à 4 semaines.

Fréquence d'utilisation : Quand vous le jugez nécessaire.

Lorsqu'on y regarde de plus près

En plus de bonnes propriétés antibactériennes et de sa capacité à lutter contre l'infection, la lavande stimule la circulation sanguine et facilite votre digestion. Pour ces raisons, c'est un ingrédient de choix à intégrer dans vos recettes de soins bucco-dentaires. Cerise sur le gâteau : Son arôme apaisant et relaxant.

Soin des Cuticules aux Beurres et aux Huiles Végétales

Production : Approximativement 40 grammes

Temps de préparation : 20 minutes

Recommandation : Tous types de peau

Nos mains sont sollicitées tous les jours, sans se plaindre. On les abîme et les fait vieillir prématurément. Elles ont besoin de soins spécifiques. Sécheresse, ongles cassants ou fragiles, cuticules douloureuses ou même enflammées, démangeaisons et crevasses sont les problèmes les plus fréquents. Bien des femmes attendent d'aller au salon de beauté pour s'occuper de leurs ongles : le soin qui suit va vous permettre de garder vos cuticules et vos ongles en bonne santé.

Ingrédients

> 2 cuillères à café de beurre de coco

> 3 cuillères à café de beurre de karité

> 1 cuillère à café d'huile d'abricot

> 1 cuillère à café d'huile d'avocat

> ⅛ cuillère à café d'huile de tamanu

> ⅛ cuillère à café d'huile de chanvre

Préparation

Faites fondre le beurre de coco au bain-marie à feu très doux. Retirez du feu.

Ajoutez alors le beurre de karité au beurre de coco, la chaleur du beurre devrait suffire à liquéfier le beurre de karité. Si ça n'est pas suffisant, remettez le mélange au bain-marie .

Ajoutez les autres ingrédients et mélangez soigneusement.

Transférez alors dans un petit récipient hermétique, idéalement un petit pot en verre.

Choisissez de préférence un récipient large et haut, ce qui facilitera le prélèvement du contenu.

Attention, le mélange pourrait être encore chaud lorsque vous le verserez. Assurez-vous de ne pas vous brûler.

Mettez ensuite le récipient au congélateur.

Utilisation : Tamponnez vos cuticules avec un peu de soin et faites pénétrer en massant doucement.

Conservation : Vous pouvez conserver votre soin pendant une durée de 3 à 5 mois dans un endroit sec et frais.

Fréquence d'utilisation : A votre convenance, lorsque vous en ressentez le besoin.

Lorsqu'on y regarde de plus près

L'huile va pénétrer votre peau plus profondément et plus rapidement qu'une lotion ou qu'une crème. Voici une technique pour traiter les peaux sèches (corps et visage) que j'appelle «boucler le dossier» : Appliquez l'huile sur la peau de votre visage ou votre corps puis suivez le soin par l'application d'une lotion ou d'une crème qui permettra d'enfermer l'humidité et de «boucler le dossier». Utiliser des strates de produit permet des résultats choquants en terme d'efficacité.

Soin pour les Mains au Lait de Brebis

Production : Pour une utilisation

Temps de préparation : 15 minutes

Recommandation : Peau sèche, peau rêche ou jaune

Un soin pour les mains peut s'avérer un excellent moyen de vous occuper de la peau de vos mains en leur apportant la douceur et une hydratation adéquate. Le soin qui suit est particulièrement recommandé pour traiter les mains sèches. Le jus de citron va permettre d'améliorer les doigts et les cuticules jaunies. Apportez un soin particulier au mélange des ingrédients de cette recette avant d'y ajouter le jus de citron, cela évitera au lait de cailler.

Ingrédients

> 1 cuillère à soupe de bicarbonate de soude

> 1 cuillère à café de lait de brebis

> ⅛ cuillère à café d'huile d'avocat

> 1 goutte d'huile essentielle de citron

> 1 goutte d'huile essentielle de théier ou de lavande

> ½ cuillère à soupe de jus de citron

Préparation

Dans un bol de taille moyenne, versez le bicarbonate de soude, le lait de brebis et les huiles essentielles. Mélangez soigneusement.

Ajoutez alors le jus de citron puis mélangez de nouveau.

Utilisez immédiatement.

Utilisation

Choisissez un récipient assez grand pour pouvoir y plonger vos mains entièrement. Mélangez dans ce récipient 2 à 4 tasses d'eau tiède (dépendamment de votre récipient) et le mélange des ingrédients. Mélangez énergiquement. Faites alors tremper vos mains pendant 5 à 15 minutes. Séchez soigneusement et en douceur, en tapotant vos mains avec une serviette.

Conservation : Utilisez votre soin immédiatement.

Utilisation : A votre convenance, lorsque vous en ressentez le besoin.

Lorsqu'on y regarde de plus près

N'attendez plus votre prochain passage au salon de beauté pour profiter des bienfaits d'une manucure professionnelle. Faites-le vous-même. Commencez par couper vos ongles, puis effectuez un gommage, suivi d'un bain, et enfin, massez vos mains avec ce soin en repoussant vos cuticules avec douceur. Finalisez le soin en lavant soigneusement vos ongles pour les débarrasser des dernières traces d'huile.

Gommage et Masque pour les Mains au Coco

Production : Approximativement 115 grammes

Temps de préparation : 20 minutes

Recommandation : Tous les types de peau

Appliquer un gommage à ses mains vous permet d'exfolier votre peau, laissant vos mains lisses et bien hydratées. Cette recette à base de noix de coco est idéale pour recycler les derniers morceaux de noix de coco oubliés dans votre réfrigérateur.

Lorsque vous constaterez les résultats, vous trouverez tout à fait justifié d'acheter tous les ingrédients nécessaires pour recréer l'expérience du spa depuis votre salle de bain.

Ingrédients

> ¼ de tasse de farine de coco

> ¼ de tasse de sucre de coco

> ½ cuillère à soupe de beurre de coco

> 1 cuillère à café de beurre de cacao

> 1½ cuillère à soupe de lait de coco *

* Si vous souhaitez adapter ce gommage à une utilisation pour les pieds, ajoutez 6 cuillères à soupe supplémentaires de lait de coco

Préparation

Dans un bol de petite taille, mélangez la farine de noix de coco au sucre et mélangez avec soin. Réservez.

Faites fondre votre beurre de coco et le beurre de cacao à feu très doux. Retirez du feu.

Ajoutez alors le mélange de beurres fondus au mélange d'ingrédients sec et mélangez avec soin.

Ajoutez alors le lait de coco et mélangez de nouveau jusqu'à obtenir un mélange homogène.

Transférez le mélange dans un récipient hermétique.

Utilisation

Lavez et séchez vos mains. Utilisez dix grammes de produit et passez-les sur vos mains en massant pendant 15 à 20 secondes, puis rincez et séchez vos mains avec douceur, en les tapotant avec une serviette.

Pour que les ingrédients ne soient pas chassés de votre peau, ne vous lavez pas les mains après utilisation. Un simple rinçage sommaire va suffire.

Conservation : Utilisez votre soin immédiatement.

Fréquence d'utilisation : A votre convenance, lorsque vous en ressentez le besoin.

Gommage des pieds à l'Argile & Polenta

Production : Approximativement 190 grammes

Temps de préparation : 10 minutes

Recommandation : Pieds secs, talons irrités, démangeaisons

Les masques pour pieds sont très amusants à réaliser, surtout entre filles ou en famille. Assurez-vous simplement de penser à prévoir deux sacs en plastique pour chaque personne. Supporter des sacs en plastique sur les pieds est une sensation peu agréable, mais une fois les résultats bénéfiques constatés, personne ne proteste, car cela en vaut vraiment la peine : les effets adoucissants, curatifs, apaisants et relaxants pour vos pieds sont éclatants !

Ingrédients

> ¼ tasse d'argile kaolin

> ¼ tasse d'argile bentonite

> ¼ tasse de marante

> 1 cuillère à soupe de polenta biologique

> 3 cuillères à soupe de lait de coco (assez pour faire une pâte)

Préparation

Dans un bol de taille moyenne, mélangez soigneusement les différentes argiles, la marante et la polenta.

Intégrez le lait de coco, une cuillère à la fois, pour en faire une pâte. (essayez d'obtenir la consistance d'un smoothies.)

Transférez le mélange dans un récipient hermétique.

Utilisation

Commencez par laver vos pieds. Vous allez avoir besoin d' ½ cuillère à soupe ou 1 cuillère à soupe de soin. Massez vos pieds avec le gommage. Faites-le dans une baignoire ou sur une serviette pour éviter de salir votre environnement. Rincez ensuite à grande eau.

L'objectif est d'incorporer la plupart des ingrédients dans votre épiderme. Ne lavez donc pas vos pieds après le soin : rincez-les, tout simplement.

Vous pouvez utiliser le même produit pour faire un masque de pieds. Utilisez un sac en plastique pour chaque pied. Mettez la moitié du soin dans un sac, glissez votre pied à l'intérieur ensuite et laissez alors le gommage travailler sur vos orteils et votre pied. Laissez le soin agir pendant une durée de 5 à 15 minutes.

Conservation : Conservez votre soin au réfrigérateur pendant 1 ou 2 semaines à température ambiante.

Fréquence d'utilisation : A votre convenance, lorsque vous en ressentez le besoin.

Lorsqu'on y regarde de plus près

Vous pouvez organiser un «événement spa» et préparez vos masques et vos soins avant l'arrivée des invités. C'est amusant de préparer des soins avec les autres, mais cela prend du temps et cela ne vous permettra pas d'être suffisamment disponible pour jouer correctement votre rôle d'hôte.

Bain de Pied au Thé Vert

Production : Approximativement 310 grammes

Temps de préparation : 15 minutes

Recommandation : Pieds secs, pieds irrités, démangeaisons

Cette association de différents sels, d' hydrolats et de vinaigres va résoudre l'ensemble des problèmes que connaissent vos pieds en été ou en hiver: odeurs, rugosités, démangeaisons et crevasses; ce soin va rapidement devenir l'occasion d'un rendez-vous avec vos pieds.

Ingrédients

> ¼ tasse d'hydrolat de Thé vert

> ¼ tasse d' hydrolat de lavande

> ¼ de tasse d' hydrolat de romarin

> ¼ tasse de vinaigre de cidre

> 2 cuillères à soupe de sel de mer

> 2 cuillères à soupe de sel d'Epsom

> 2 cuillères à soupe de bicarbonate de soude

> 5 gouttes de l'huile essentielle de votre choix : lavande, citron, orange, romarin, clou de girofle, ou d'arbre à thé (5 gouttes en tout...)

Préparation

Dans un récipient suffisamment grand pour plonger complète-ment vos pieds, mélangez tous les ingrédients avec soin.

Utilisation

Versez assez d'eau chaude dans votre bassine pour couvrir comp-lètement vos pieds sans verser l'eau chaude directement sur vos pieds. Laissez tremper vos pieds durant 5 à 15 minutes. Ensuite, séchez vos pieds avec douceur en les tapotant avec une serviette.

Conservation : Utilisez votre soin immédiatement.

Fréquence d'utilisation : A votre convenance, lorsque vous en ressentez le besoin.

Lorsqu'on y regarde de plus près

En cas de «pied d'athlète» ou de mycose, personnalisez ce soin en y ajoutant des ingrédients antifongiques. Remplacez les huiles essentielles citées précédemment par 2 gouttes d'huile essentielle d'origan, 2 gouttes d'extrait de feuille d'olivier et 4 gouttes d'huile de tamanu. Vos pieds et vos ongles vous en remercieront !

Beurre pour les Pieds au Coco, Cacao et Tamanu

Production : Approximativement 115 grammes

Temps de préparation : 30 minutes

Recommandation : Pieds secs, pieds irrités, démangeaisons

Nos mains et nos pieds possèdent moins de glandes sébacées que la plupart des autres parties de notre corps, c'est la raison principale des pics de sécheresse qui les frappent régulièrement. Les mains et les pieds sont des organes importants pour notre quotidien. En préserver le bon fonctionnement est primordial. La richesse hydratante et nourrissante de ce beurre pour les pieds vous permet de garder des pieds doux et fonctionnels, en même temps qu'il leur fait comprendre qu'ils sont importants pour vous !

Ingrédients

> ⅛ de tasse de beurre de coco

> ¼ tasse de beurre de cacao

> ⅛ tasse de beurre de karité

> ½ cuillère à soupe d'huile de tamanu

> 2 gouttes d'huile essentielle de lavande

> 1 goutte d'huile essentielle de menthe poivrée

Préparation

Faites fondre le beurre de coco et de cacao au bain-marie à feu très doux. Retirez du feu et ajoutez le beurre de karité aux beurres de cacao et de noix de coco fondus. La chaleur emmagasinée devrait être suffisante pour le faire fondre. Si ce n'est pas le cas, reprenez votre bain-marie et remuez jusqu'à dilution à feu très doux. Retirez alors du feu.

Ajoutez le reste des ingrédients et mélangez soigneusement.

Transférez votre soin dans un petit récipient hermétique, idéalement un petit pot en verre et mettez au congélateur jusqu'à ce que le soin ait refroidi.

Utilisation

Massez vos pieds avec une quantité généreuse de beurre pour chaque pied.

Conservation : Pendant une durée de 3 à 5 mois au congélateur.

Utilisation : A votre convenance, lorsque vous en ressentez le besoin.

Trucs et astuces pour les peaux sèches

Votre peau est-elle toujours sèche malgré vos efforts ? Alors essayez les astuces suivantes:

1. Prenez des bains et des douches <u>tièdes</u> , jamais chauds ! Multipliez les gommages et les soins hydratants riches en beurre. Séchez votre peau en la tapotant avec une serviette, en évitant les frottements et les mouvements de serviettes trop vigoureux.

2. Evitez les sels de bains du commerce, les savons composés de détergent et de parfums de synthèse. L'utilisation de produits chimiques industriels ont tendance à aggraver les problèmes de peau. Les détergents vont décaper votre peau et les alcools ou les produits chimiques utilisés dans les crèmes et les lotions vont accélérer le dessèchement de votre peau.

3. Si vous ne faites rien contre ce phénomène, l'humidité accumulée dans votre peau pendant le bain ou la douche va disparaître dans les 5 minutes qui suivent la sortie du bain. Pour éviter de perdre cette hydratation bénéfique, appliquez une crème hydratante dès la fin du bain ou de la douche. Un gommage améliorera également la rétention d'humidité de votre peau.

4. Buvez beaucoup d'eau et évitez l'alcool et les boissons contenant de la caféine, deux diurétiques notoires.

5. Limitez les expositions au soleil et pensez à protéger vos pieds lors de l'application de crème solaire.

6. Installez un humidificateur, qui permettra d'ajouter de l'humidité à l'air desséché par le chauffage l'hiver et la climatisation l'été.

7. Si vos pieds sont secs, privilégiez des chaussures qui permettent au pied de respirer, soit grâce à leur conception, ou tout simplement du fait des matières utilisées pour leur fabrication : cuir ou toile pour les chaussures et coton pour les chaussettes.

8. Si la peau de vos mains tire en hiver, portez des gants pour la protéger du froid, et hydratez-la avant et après avoir séjourné à l'extérieur.

9. Gommez vos pieds pour éviter l'accumulation de cellules mortes et pensez à hydrater vos pieds deux fois par jour, quelle que soit la saison.

Déodorant Solide Cèdre & Lavande

Production : Approximativement 300 grammes

Temps de préparation : 30 minutes

Recommandation : Tous les types de peau

Difficile de trouver une solution pour créer un déodorant depuis sa cuisine qui soit à la fois acceptable chimiquement et sain pour notre corps. Après un nombre d'essais ahurissants, ma petite famille, et cela inclut mon adolescent malodorant et ma tendre moitié si sportive, ont donné leur bénédiction à ce déodorant solide.

Ingrédients

> ⅛ cuillère à café de sel fin

> 3 cuillères à café de bicarbonate de soude

> 3 cuillères à café de marante

> 6 cuillères à soupe de cire d'abeille

> 9 ½ cuillères à soupe d'huile de carthame

> 3 gouttes d'huile essentielle de romarin

> 1 goutte d'huile essentielle de cèdre

> 2 gouttes d'huile essentielle de lavande

Préparation

Passez le sel et le bicarbonate au mixeur jusqu'à obtenir une poudre homogène.

Ajoutez la marante à la poudre obtenue précédemment et mélangez soigneusement. Réservez.

Dans un récipient réservé au travail de cet ingrédient, faites fondre la cire d'abeille au bain-marie à feu très doux. Retirez du feu.

Ajoutez les huiles à la cire fondue et mélangez à l'aide d'une cuillère dédiée aux compositions incluant de la cire d'abeille.

Ajoutez alors les huiles et de cire d'abeille dans le bol contenant les ingrédients sec et travaillez jusqu'à obtenir un mélange net. La différence de température peut «figer» la cire, mais continuez à bien mélanger jusqu'à obtenir une consistance homogène.

Transférez votre déodorant dans un récipient de la forme souhaitée, moule en silicone ou en plastique et laissez refroidir au réfrigérateur jusqu'à ce qu'il prenne la consistance souhaitée.

Utilisation : Passez votre déodorant sur vos aisselles comme vous le feriez avec n'importe quel déodorant solide.

Conservation : Pendant une durée de 3 à 5 mois au congélateur.

Utilisation : A votre convenance, lorsque vous en ressentez le besoin.

Déodorant à Pulvériser au Citron, Cèdre & Sauge

Production : Approximativement 230 grammes

Temps de préparation : 30 minutes

Recommandation : Tous les types de peau

Votre odeur corporelle provient principalement d'une bactérie, pas de votre sueur. Si l'on souhaite réduire cette odeur, il vous faut neutraliser cette bactérie. En éliminant la bactérie en question , le déodorant qui suit va éradiquer l'odeur qui vous incommode.

Ingrédients

> ¼ tasse de vinaigre de cidre

> ¼ de tasse d'hydrolat de cèdre

> ¼ de tasse d'hydrolat de romarin

> ¼ tasse d'hydrolat d'hamamélis

> ¼ cuillère à thé de sel de la mer Morte

> ¼ de cuillère à café de sels d'Epsom

> ¼ cuillère à thé de sel de mer

> 2 gouttes d'huile essentielle de citron

> 1 goutte d'huile essentielle de cèdre

> 1 goutte d'huile essentielle de sauge

Préparation

Dans un bol de taille moyenne, mélangez tous les ingrédients soigneusement. Attendez que les sels soient dissous avant de mettre en bouteille. S'ils ne se dissolvent pas, chauffez le mélange à feu très doux.

À l'aide d'un entonnoir, transférez le mélange obtenu dans un récipient en verre, idéalement muni d'un bouchon pulvérisateur.

Utilisation : Pulvérisez sous chaque aisselle.

Conservation : Pendant une durée de 2 à 4 mois au réfrigérateur.

Utilisation : Quotidienne

Lorsqu'on y regarde de plus près

Les hydrolats (hydrosols ou eaux florales) ont toutes les propriétés et apportent les mêmes bénéfices que les huiles essentielles, et cela comprend leur odeur, sans en avoir la causticité ou leur agressivité. Ils sont également bien plus abordables financièrement.

Mes deux hydrolats préférés sont l'hydrolat de fleur d'oranger et de néroli. La fleur d'oranger va apaiser les humeurs maussades, et le néroli diminuer le niveau de stress et d'anxiété.

La fleur d'oranger pulvérisée à même la peau fera merveille contre le vieillissement de votre peau tandis que le néroli diminuera les rougeurs.

Méfiez-vous des imitations d'hydrolat, qui ne contiennent que quelques gouttes d'huile essentielle diluée dans de l'eau distillée voire même de l'eau du robinet ! Vos achats doivent tous comporter la mention «pur» et «micro-filtré». Rien de moins.

Exemple De Routines Hebdomadaires

Voici quelques suggestions de routines hebdomadaires que vous pourriez mettre en place, classées par type de peau.

N'hésitez pas à changer vos routines. La peau réagit très bien à des modifications.

Routines Hebdomadaires pour Peau Sèche

Matin et Soir :

Lavez votre peau avec le <u>Nettoyant Coco</u> (<u>ici</u>), puis appliquez la <u>Lotion Tonifiante au Concombre</u> (<u>ici</u>) et terminez par la <u>Crème hydratante aux Noix Macadamia, Kukui & Avocat</u> (<u>ici</u>).

Une fois par jour, après votre douche, appliquez un <u>Masque au Miel & Avocat</u> (<u>ici</u>).

Deux fois par semaine :

Masque de Courge, Coco & Cassonade (ici).

Si votre peau est vraiment sèche, ajoutez le <u>Sérum Hydratant</u> (<u>ici</u>) à votre routine. Appliquez-le après une lotion tonique, mais avant une crème hydratante.

Routines Hebdomadaires pour Peau Normale

Matin et Soir :

Démaquillez-vous au <u>Nettoyant Coco Fraise Avoine au Miel</u> (<u>ici</u>), puis poursuivez avec <u>Lotion Tonique au Concombre, au Citron & au Thé</u> (<u>ici</u>) ou, pour aider à lisser des rides, <u>Lotion Tonique à la Fleur d'Églantier et aux Agrumes</u> (<u>ici</u>). Complétez votre routine avec la <u>Crème hydratante à l'Argan, Carotte & aux Graines de Sésame</u> (<u>ici</u>).

Une fois par semaine, sous la douche : <u>Masque à l'Avocat, au Yaourt & Levure de Bière</u> (<u>ici</u>).

Routines Hebdomadaires pour Peau Mixte

Matin et Soir : Lavez-vous avec le <u>Nettoyant au Miel & Graine de Chia</u> (<u>ici</u>) puis poursuivez avec la <u>Lotion Tonique au Thé & Vinaigre</u> (<u>ici</u>). Terminez avec <u>Crème hydratante à l'Argan, Carotte & aux Graines de Sésame</u> (<u>ici</u>).

Une fois par Semaine : <u>Masque de Boue de la Mer Morte, Levure de Bière et Kombusha</u> (<u>ici</u>).

Routines Hebdomadaires pour Peau Grasse

Matin et Soir : Lavez-vous au <u>Nettoyant au Charbon Actif</u> (<u>ici</u>) puis poursuivez avec la <u>Lotion Tonique au Jus de Pomme, Vin pétillant & Bière</u> (<u>ici</u>) et terminez avec une <u>Crème hydratante au Millepertuis, Chanvre, Avocat & Abricot</u> (<u>ici</u>).

Une ou deux fois par semaine : Pendant votre douche, appliquez un <u>Masque au Curcuma, Yaourt & Miel</u> (<u>ici</u>).

Routines Hebdomadaires pour Peaux Matures

Matin et Soir : Lavez votre peau au Nettoyant Chanvre (ici) puis poursuivez avec <u>Lotion Tonique à la Fleur d'Églantier et aux Agrumes</u> (ici). Terminez avec la <u>Crème hydratante au Millepertuis, Chanvre, Avocat & Abricot</u> (ici).

Une ou deux fois par semaine : Pendant votre douche, appliquez un <u>Masque au Miel, Babeurre & Paprika</u> (ici).

Enfin, voici quelques conseils supplémentaires:

- ✓ Détoxifiez votre peau au moins une fois par an.

- ✓ Si votre peau continue à être très grasse ou très sèche malgré les conseils de ce livre, centrez vos efforts sur la propreté des pores de votre peau. Effectuez des nettoyages profonds et des soins détoxifiant pendant tout un mois au moins.

- ✓ Posez-vous la question des produits auxquels vous vous exposez régulièrement : shampooings, démaquillants... Certains produits du commerce contiennent des composants qui obstruent et congestionnent vos pores. Au moindre doute, excluez le produit incriminé de votre quotidien pendant 21 jours. Produit par produit, méthodiquement, cherchez le coupable.

✓ Si vous souffrez d'imperfections de la peau, évitez les exfoliants si la recette n'indique pas clairement qu'il est adapté à votre cas.

✓ Utilisez des lotions anti-âge dès la première apparition de ride. Mais pas avant !

✓ La nature de votre peau peut évoluer dans le temps. Soyez attentive aux variations de votre peau et à ses besoins.

Dangerosité des composants

Passez le temps nécessaire à lire l'étiquettes au dos des emballages des lotions, crèmes et autre produits du commerce cosmétique que vous envisagez d'acheter.

Lisez avec attention les inscription incompréhensible en petits caractères au dos du produit, les composants de votre produit cosmétique apparaissent dans l'ordre décroissant des quantités utilisées par le produit cosmétique. Cette information, obligatoire depuis 1998, reste le plus souvent incompréhensible pour les non-professionnels puisque les extraits de plante sont exprimés en latin et les noms de molécule ou les noms usuels en anglais.

On ne précise pas la quantité de composé exactement utilisée mais l'ordre d'apparition des composants vous donne une information : le premier composant cité est celui qui est le plus important, en quantité et en proportion dans la composition du produit.

Si le composé est une suite de chiffre et de lettre sans signification évidente, c'est que c'est probablement un composant protégé dans le cadre de la propriété intellectuelle et commerciale. Sa dangerosité ? Impossible à déterminer, on ne connait pas le composé !

Vous saurez si ce produit était ou pas dangereux ... Un jour, après que la protection commerciale soit tombée... Probablement trop tard si c'est un produit toxique ou mortel. Bonne chance !

Pour avoir une information fiable sur la toxicité ou l'innocuité d'un ingrédient, une bonne source d'information est la base de donnée des **Matières premières INCI (produits cosmétiques)**.

Disponible en ligne, cette nomenclature fournit quelque informations sur les ingrédients utilisés en cosmétique. , cette information reste partielle puisque ni les quantités d' ingrédient ni l'origine ne sont précisées sur le marquage obligatoire.

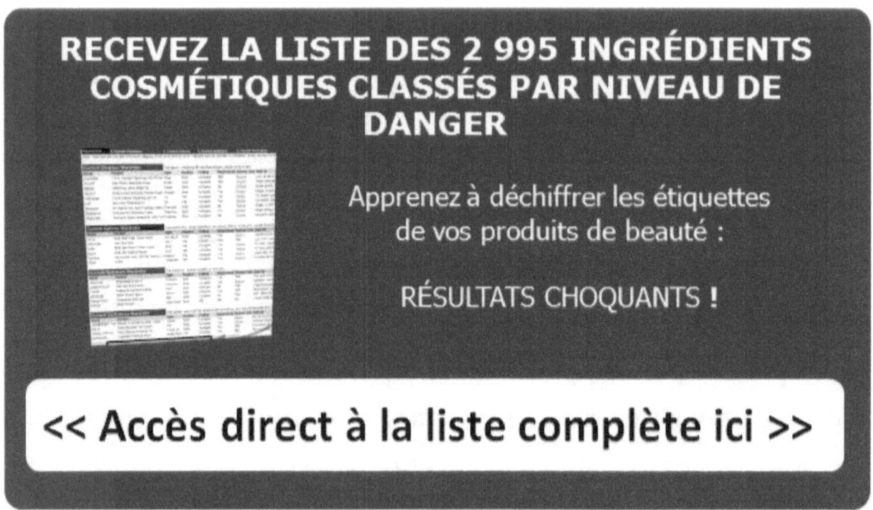

LISTE DES 43 INGRÉDIENTS DU COMMERCE À ÉVITER ABSOLUMENT :

(lisez l'étiquette au dos de votre produit cosmétique du commerce)

Ou copiez-collez le lien suivant dans votre navigateur

http://monateliersante.fr/cosmetiques-danger/

- ⊗ 2-Amino-4-Hydroxyethylaminoanisole Sulfate
- ⊗ 2-Bromo-2-Nitropropane-1,3-Diol

⊗ 5-bromo-5-nitro-1,3 dioxane

⊗ Acetyl Trifluoromethylphenyl Valylglycine

⊗ Acid Orange 3

⊗ Aluminum Chlorohydrex

⊗ Aluminum Zirconium Trichlorohydrex GLY

⊗ BHA

⊗ Boric Acid

⊗ Chlorhexidine Digluconate

⊗ Chloroacetamide

⊗ Chlorobutanol

⊗ Climbazole

⊗ Clotrimazole

⊗ DEA-C8-18 Perfluoroalkylethyl Phosphate

⊗ Dechloro Dihydroxy Difluoro Ethylcloprostenolamide

⊗ Dibromohexamidine Isethionate

⊗ Dibutyl Phthalate

⊗ Dichlorobenzyl Alcohol

⊗ Diethyl Phthalate (DEHP)

⊗ Dimethylaminosteryl Heptyl Methyl Thiazolium Iodide

⊗ Formaldehyd

⊗ Glyoxal

⊗ Iodized Garlic Extract

⊗ Iodized Garlic

⊗ Iodopropynyl Butylcarbamate

⊗ Laurylpyridinium Chloride

⊗ Methylchloroisothiazolinone

⊗ Methyldibromo Glutaronitrile

⊗ m-Phenylenediamine

⊗ N-Phenyl-p-Phenylenediamine Sulfate

⊗ Octylisothiazolinone

⊗ PABA

⊗ p-Aminophenol

⊗ Phenyl Mercuric Acetate

⊗ Phenyl Mercuric Borate

⊗ Potassium Troclosene

⊗ p-Phenylenediamine

⊗ Sodium Iodate

⊗ Sodium Polynaphthalenesulfonate

⊗ Thimerosal

⊗ Trichloroethane

⊗ Triclosan

INGRÉDIENTS À PRIVILÉGIER :

- ✓ L'amarante (ou «rouroute» à la Réunion), au lieu du talc (qui devra toujours être certifié sans amiante et sans aluminium)

- ✓ Les colorants végétaux ou minéraux, plutôt que les colorants synthétiques

- ✓ Tout ce que vous mangez et qui se trouve déjà dans votre cuisine (miel, avocat, etc.)

- ✓ Les huiles essentielles plutôt que du parfum

- ✓ Les ingrédients précisant leur origine géographique et de quel produits ils ont composés : par exemple, l'extrait de pépin de pamplemousse sera « extrait des pépins et de la pulpe ...», et composé «d'eau, d'extrait et glycérine végétale «

- ✓ Les produits n'utilisant pas de parfum

- ✓ Les soins non moussants et les nettoyants non détergents

- ✓ Les produits en poudre, les lotions sous leur forme solide : moins d'eau dans les produits achetés, cela équivaut à moins de conservateurs , donc de produits chimiques.

- ✓ Les beurres simples et purs, comme le beurre de karité et le beurre de coco

- ✓ Les huiles simples et pures, comme l'huile d'avocat, de jojoba et d'olive